Ronny Tekal & Bernhard Ludwig

ANLEITUNG ZUM DIÄT WAHNSINN

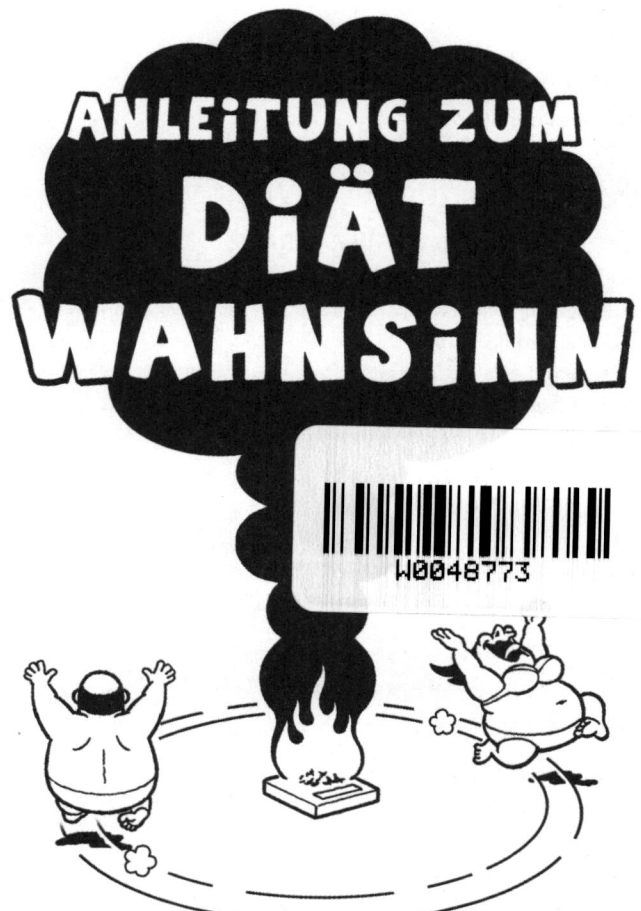

W0048773

Auf dem Weg zur Traumfigur – und wieder zurück!

Mit Illustrationen von Tim Jost

INHALT

Psychologische Kriegsführung 59

Abnehmen nach Anleitung 85

INHALT

EINLEITUNG

Dick zu werden ist hierzulande keine Kunst. Zu vielfältig die Angebote, zu verlockend die Versuchungen. Doch da geht noch mehr. Nutzen Sie die geschickte Kombination aus Abmagerungskuren, Crashdiäten und einer radikalen Ernährungsumstellung, unter fachkundiger Anleitung eines DIY-Videos im Internet. Nach mühsamer Gewichtsabnahme werden Sie nicht nur garantiert wieder übergewichtig, sondern legen auch noch an Frust zu. Schließlich ist eine Diät meist der Anfang vom dicken Ende.

Im Folgenden finden Sie eine Anleitung, die Ihnen hilft, Ihr ehrgeiziges Ziel genereller Unzufriedenheit im Leben rasch zu erreichen.

Dieses Buch zu den gängigsten Diätneurosen soll dem Thema den unnötigen Ernst nehmen und zur Entspannung aufrufen. So wünschen wir viele Schmunzler und Aha-Erlebnisse und begleiten Sie auf dem Weg zur Traumfigur – und wieder zurück.

Bernhard Ludwig und Ronny Tekal

DISCLAIMER

Sollte jemand trotz dieses Buches nicht zunehmen, nicht unglücklich werden und dem Diätwahnsinn entkommen, so übernehmen wir keine Haftung.

WIE ALLES BEGANN

Vor mehr als 30 Jahren starteten die ersten Seminarkabaretts über Anleitungen zum Erreichen eines Herzinfarktes, zum Diätwahnsinn und zur sexuellen Unzufriedenheit. Millionen Zuseher – man darf in diesem Fall auch sagen Seminarteilnehmer bzw. Probanden – konnten über die Jahre am eigenen Leib erfahren, wie man am besten sein eigenes Unglück schmiedet.

Damals hatte man jedoch viele Erkenntnisse von heute noch nicht und die Palette der modernen Methoden, rascher zum Ziel des Diätwahnsinns zu gelangen, hat sich in den letzten Dekaden stark erweitert.

Daher schien es notwendig, die Hilfestellungen in die 20er-Jahre des neuen Jahrhunderts zu holen. Wenn man schon unglücklich werden möchte, dann doch nach den aktuellen Erkenntnissen und mithilfe moderner Technik.

Überlegen wir uns, was alleine die Entwicklung des Smartphones beziehungstechnisch für die Frequenz des Sexualaktes gebracht hat. Menschen berühren ihr Handy im Schnitt 2500-mal pro Tag! Den Partner zweimal: einmal, um ihn zum Sex zu animieren, und einmal, um ihn aufzuwecken, wenn er schnarcht!

Auch bei der Ernährung ist der medizinische State of the Art von anno dazumal der Kunstfehler von heute. Wollen wir also darangehen, mit den modernen Methoden und basierend auf den modernen Erkenntnissen den Weg zum Diätwahnsinn zu ebnen.

Dass man mit dem Rauchen den Herzinfarkt um Jahre vorverlegen kann, darf als bekannt vorausgesetzt werden. Mit fettem Essen geht es auch recht gut. Weniger bekannt ist, dass Sie auch durch Abmagerungskuren immer dicker werden und damit zugleich Herzinfarkte forcieren können.

Was Sie tun müssen, um ausreichend dick zu werden, ist kein Geheimnis: essen, trinken, viel essen, viel trinken! Was noch? Sich wenig oder überhaupt nicht bewegen, rauchen, regelmäßig möglichst strenge Diäten machen, sich ständig mit Essen beschäftigen. Wir haben jede Menge gute Ratschläge für Sie.

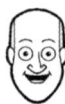 **Mit fettem Essen dick zu werden schafft jeder Vollidiot. Wenn Sie mit Hilfe von Abmagerungskuren und Diäten immer fetter werden wollen, dann brauchen Sie die Hilfe von Spezialistinnen und Therapeuten!**

Bernhard Ludwig

Begriffsbestimmung

Zum besseren Verständnis des Buches klären wir vorab ein paar Begriffe.

Definition DIÄT

Unter Diät (griechisch »diaita« = »Lebensweise«) versteht man eine den Bedürfnissen des Organismus entsprechende Ernährung. Eine gewagte Definition, schließlich hat der Organismus manchmal Bedürfnisse, deren Befriedigung sicher nicht zu einer gesunden Lebensweise beiträgt, sondern für kurzfristigen Spaß sorgt, der in einen gewaltigen Kater mündet.

Im erweiterten Sinn ist Diät also eher eine vollwertige, gesunde Kost. In der Medizin versteht man darunter wiederum eine an die Erfordernisse eines Kranken angepasste Ernährung. Und im allgemeinen Sprachgebrauch ist Diät etwas, auf der man grad ist, um die missmutige Laune zu erklären.

Erfunden hat das Wort übrigens nicht Frau Brigitte, auch wenn sich die gleichnamige Diät großer Beliebtheit erfreut. Es gibt zahllose Spielarten, von denen einige in diesem Buch exemplarisch vorgestellt werden. Allen Diäten gemein ist jedoch, dass sie die Anwender meist unglücklicher und dicker machen, vor allem wenn Wörter wie »Crash«, »Null« oder » Rizinusöl« davorstehen.

Definition WAHN

Unter Wahn im psychiatrischen Sinn versteht man eine nicht korrigierbare Fehleinschätzung der Realität. Er besitzt also das Merkmal des Unkorrigierbaren und kann etwa im Rahmen einer schizophrenen Psychose oder auch bei Vergiftungen mit toxischen bzw. bewusstseinserweiternden Substanzen auftreten. Der Wahninhalt widerspricht, laut Definition, der Wirklichkeit. Womit wir bei zwei wesentlichen Fragen wären: Was ist wirklich? Und wer bestimmt das?

Die klassischen Wahnbilder »Niemand mag mich, weil ich zu dick bin!«, »Die Bilanzen unserer Firma sind einwandfrei« oder »Ich bin der beste Liebhaber der Welt« sind solche unkorrigierbaren Falschbeurteilungen der Wirklichkeit und dennoch gelebte Realität.

Definition ANLEITUNG

Wenn Sie sich daran stoßen, dass wir hier explizit zu einem ungesunden Lebensstil aufrufen, bedenken Sie, dass wir nicht die Einzigen sind, die das tun. Eine ganze Industrie beschäftigt sich tagtäglich damit, Sie mit einer Unzahl fragwürdiger Lebensmittel zu einem Essverhalten zu verführen, das Sie in eine wunderbare Abhängigkeit bringt. Eine weitere Industrie kümmert sich dann um die Opfer der ersten Industrie, versorgt sie mit Diäten und produziert neue Opfer. Das nennt man den industriellen Fortschritt.

Im Sinne der paradoxen Intervention, wie sie von Paul Watzlawick praktiziert wurde, sind wir also ebenfalls bemüht, Sie in Ihrem Tun zu bestärken. Wir bemühen uns jedoch dabei, nur redlichen Motiven zu folgen, und hoffen inständig, dass Sie die Fallen, die wir Ihnen stellen, erkennen.

Grundlagen für Ihren Diätwahnsinn

**Die meisten nehmen ihre Diät
vor oder nach dem Essen ein.**

Ronny Tekal

GEWICHTSMYTHEN UND WAS WIR DARAUS LERNEN KÖNNEN

Nicht einmal um den Heiligen Gral, den Tod von Elvis Presley oder die Mondlandung existieren auch nur annähernd so viele Mythen und Gerüchte wie um das menschliche Körpergewicht. Ernährungsgurus finden fast im Monatsabstand den Stein der Weisen, benennen Diäten nach sich und stellen gleichzeitig klar, dass es sich um gar keine Diät handelt, da Diäten ja ungesund sind.

Der Weg zum Idealgewicht

Sie fühlen sich rundherum wohl, leistungsfähig, fröhlich und genießen heiter und unbeschwert Ihr Dasein? Gegen diese Lebensqualität haben wir ein einfaches Mittel parat: eine Waage und eine Formel für das Idealgewicht.

Diese Sache ist natürlich modischen Strömungen unterworfen. Bei unseren Vorfahren mag ein ordentliches Übergewicht um den Bauch herum noch als ein Zeichen besonderen wirtschaftlichen Erfolges gegolten haben. Schließlich konnte man damit den sichtbaren Beweis zur Schau tragen, die anderen vom Futtertrog weggestoßen und sich selbst Reserven angegessen zu haben. Viel essen zu können galt als Zeichen von Überlegenheit, was natürlich für den Übergewichtigen ideal war.

In den letzten Jahrzehnten hat dieses Idealbild – bildlich gesprochen – zunehmend abgenommen und musste einem anderen Ideal Platz machen, das haarscharf an der Magersucht angesiedelt war: Barbie wurde, trotz unphysiologischer Körpermaße, jene Latte, an der sich die Frauen zu messen versuchten, während die Männer sich abmühten, annähernd wie Ken auszusehen. Tatsächlich hätten die beiden (übrigens nie verheirateten) Modepüppchen ein Idealgewicht – so sie sich gemeinsam auf die Waage stellten.

Die beiden Extreme – wuchtiger Steinzeitmensch und zerbrechliche
Plastikfigur – zeigen, dass es nicht weit her ist mit der Beständigkeit
des Idealgewichts. Auch wenn man uns weismachen möchte, dass das
derzeit Geltende eine immerwährende Weisheit ist.

DIÄTWAHNSINN-TIPP
Knüpfen Sie Ihr Wohlfühlgewicht stets an das aktuell gültige
Schönheitsideal.

Gewichts-Vorbild Barbie

Schuld an der heute weit verbreiteten Unzufriedenheit mit dem eigenen Körper ist also nicht zuletzt Barbara Millicent Roberts, auch unter
dem Namen Barbie bekannt. Die kleine Puppe ist zwar mit ihren
mittlerweile mehr als 55 Jahren wahrscheinlich schon jenseits der
Wechseljahre, doch auf dem Plastik finden sich weder Orangenhaut
noch Falten. Auch das Modell »Burnout-Barbie mit Hängebrüsten«
wird man vergeblich suchen. Eine reale Frau Roberts wäre übrigens
kaum lebensfähig: Fast 2,20 Meter müsste sie groß sein. Aufgrund des
fehlenden Fettgewebes hätte sie weder Menstruation noch Eisprung,
sodass sie sich nicht fortpflanzen könnte, auch wenn sie sich mit Ken
zusammen noch so sehr bemüht. Bei den umgerechneten Maßen
99–46–84 wären die inneren Organe zusammengequetscht. Barbie
litte unter Fehlstellungen in Knie und Hüfte, Bandscheibenproblemen
und hätte ein Überbein dank der High Heels, die sie ständig trägt.
Übrigens hatte Barbie im Jahr 2003 kurz mal zugenommen. Die
»Curvy Barbie« erweiterte das Sortiment und sah erstmals ein wenig
realistischer aus. Rumpf und Beine waren kürzer, die Hüften breiter.
Aber da er sah, dass es für den Umsatz nicht gut war, schuf der Schöpfer
Mattel am sechsten Tage aus einem Haufen Plastik wieder eine Barbie

nach dem Ebenbilde essgestörter Models. Denn vor die Wahl gestellt, entscheiden sich die jungen Kundinnen immer noch für die klassisch verbaute Barbie im Bikini. Auch wenn Eltern ein wertvolles Ich-bin-ich-Stoffwesen als geschlechtsneutrale Identifikationsfigur bevorzugen: Unsere Kinder machen eh, was sie wollen. Und das ist auch gut so. Übrigens hat das Magazin »Brigitte« 2010 die Initiative »Ohne Models« ins Leben gerufen, um, wie es hieß, der Schönheit die Natürlichkeit zurückzugeben. So lichtete man eine Zeitlang statt überaus schlanker Models Menschen wie du und ich ab. An sich ein lobenswerter Versuch, der jedoch zum einen vermutlich den Anzeigenkunden sauer aufgestoßen ist, die ihre Produkte nun mal an stereotypische Schönheitsideale geknüpft haben wollten, zum anderen überraschenderweise von der Leserschaft nicht goutiert wurde. Eine Begründung: »Wenn schon die Frau von der Straße auf den Fotos in der ›Brigitte‹ so schön aussieht, bekommt man ja Minderwertigkeitskomplexe.« Wer hätte gedacht, dass die Sache mit den Komplexen derart komplex ist.

Der Weg in die Essstörung

Man schätzt, dass bis zu 5 Prozent aller Jugendlichen von einer Essstörung betroffen sind: Magersucht (Anorexie), Bulimie oder Binge-Eating. Das Wort Bulimie klingt blumiger als der deutsche Ausdruck »Ess-Brech-Sucht«, doch wie bei der Magersucht steht auch hier ein verzerrtes Körper-Idealbild Pate und die Überzeugung, diesem Bild nicht zu entsprechen. Und dreimal dürfen Sie raten, was der beste Weg in diese Essstörung ist: Erraten! In 90 Prozent beginnt sie mit einer Diät. Oder auch mit Spielarten davon – auf dem Weg in die Anorexie lässt man mal Kohlenhydrate weg, dann Fette, zu guter Letzt den Rest. Als Alarmsignale gelten die dauernde Beschäftigung mit dem Essen bzw. eher mit dem Nicht-Essen, das Studieren von Nährwert- und vor allem Kalorientabellen und die Einteilung von Lebensmitteln in

»erlaubt« und »verboten«. Das kommt Ihnen bekannt vor? Bei der klassischen Anorexie wird dies ergänzt durch ein massiv verzerrtes Körperbild, sodass sich die – meist weiblichen – Personen selbst bei massivem Untergewicht im Spiegel als zu dick wahrnehmen.

Natürlich spielen eine ganze Reihe von Auslösern eine Rolle, wenn Jugendliche eine Essstörung entwickeln. Die Pubertät gilt schließlich nicht als die allereinfachste Zeit im Leben, der Körper beginnt sich zu verändern, und das nicht immer zur Freude des Körperbesitzers. Hinzu kommen der soziale Druck der Peergroup, aktuelle Schönheitsideale und sicher auch der Versuch, sich von den Eltern loszulösen. Etwa die Verweigerung der elterlichen Verordnung »Wenn du das brav aufisst, scheint morgen die Sonne«.

Die Anorexie als Extremform hat viele derartige Ursachen, gepaart mit hohen Ansprüchen an sich selbst und dem Versuch, Autonomie zu erlangen, indem man das Gefühl hat, Macht und Kontrolle über den eigenen Körper zu haben.

Eine weitere Spielart ist das Binge-Eating, jene Essstörung, die mit Heißhungerattacken ohne Erbrechen einhergeht und damit zwangsläufig zum Übergewicht führt.

Auch wenn Sie weder erbrechen noch von besorgten Ärzten an den Tropf gehängt werden, erkennen Sie wahrscheinlich den einen oder anderen Zug einer Sucht in Ihrem eigenen Essverhalten. Das ist ein guter Anknüpfungspunkt, um genau dort weiterzumachen. Übung macht den Meister und Sie wären nicht die erste Person, die von einer Diät in eine handfeste Essstörung rutscht.

Falsche Bilanzen?

Mehr als die Hälfte der erwachsenen Europäer gilt als übergewichtig. Davon sind etwa 36 Prozent ein bisschen zu dick und rund 16 Prozent zu dick zu dick. Eine ziemlich beunruhigende Zahl abnormaler,

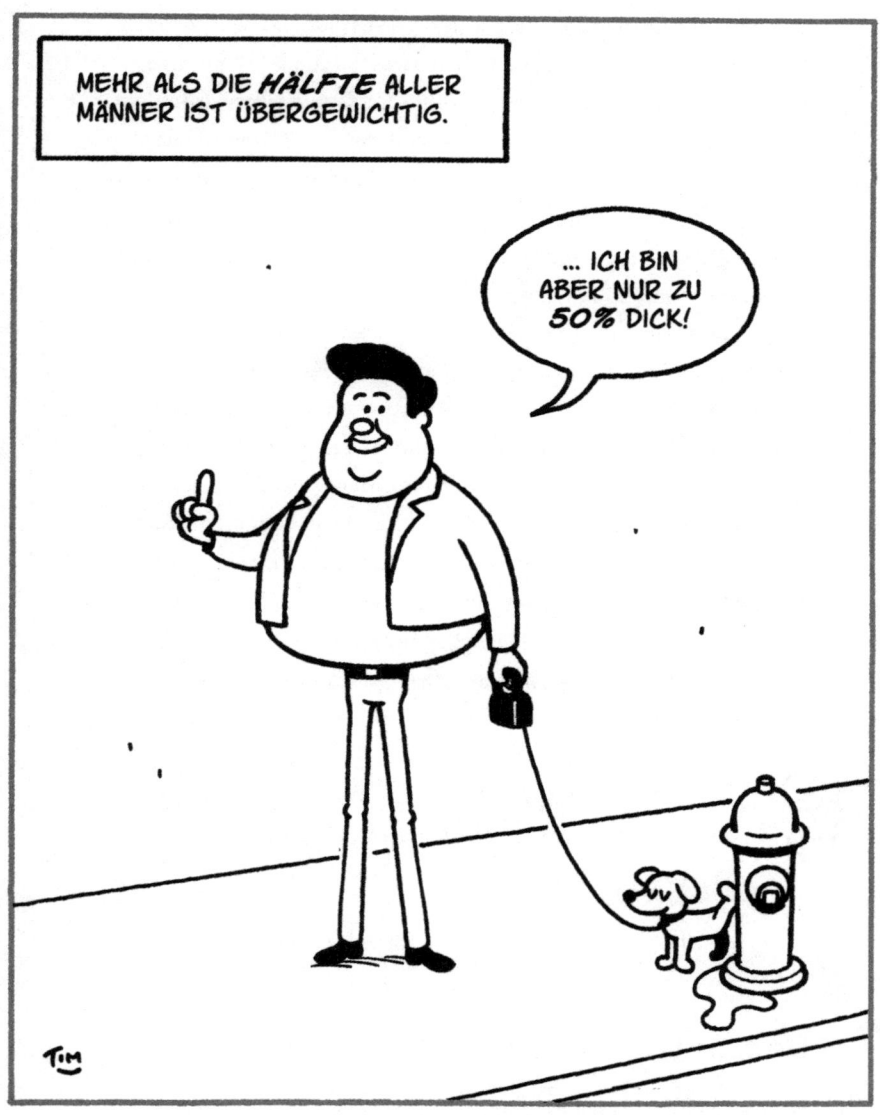

kranker, behandlungsbedürftiger und gesellschaftlich bemitleideter Personen also. Sie alle werden Essens-Umschulungs-Programmen unterzogen, müssen sich in Diätcamps und Kuranstalten einfinden oder als Autodidakt durch das Selbststudium von Boulevardzeitschriften zu Diätprofis mutieren, um wieder in den Kreis der gewichtsmäßig unbescholtenen Bürger aufgenommen zu werden. Dass hier möglicherweise eher mit dem Grenzwert etwas nicht ganz stimmt, steht auf einem anderen Blatt (siehe Kapitel »Ideale Rechenbeispiele«).

Wir haben es die letzten Jahrzehnte immer wieder zu hören bekommen: Essen ist ein Bilanzproblem! Klar, das Ganze lässt sich in Studien wunderbar kontrollieren. Allerdings nur in Extrembereichen! Gibt man einer Gruppe sehr viel zu essen und lässt sie keine Bewegung machen, der anderen Gruppe jedoch eine Menge Auslauf, ohne sie zu füttern, dann macht das schon einen Unterschied. Gibt man jedoch einer Gruppe über ein halbes Jahr 300 Kalorien weniger pro Tag zu essen, so werden einige wenig abnehmen, einige viel, bei einigen wird sich gar nichts tun und einige Unglückliche werden möglicherweise sogar zunehmen. Im Einzelfall stimmen die Bilanzen plötzlich ganz und gar nicht mehr.

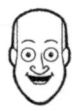

Das Bilanzproblem ist ein Denkfehler,
der so logisch klingt, dass man ihn gerne glaubt.
Und darum hat er sich so lange gehalten.

Bernhard Ludwig

Den Setpoint hinaufschrauben

In unseren Erbanlagen ist ziemlich sicher schon ein bestimmtes Gewicht vorgegeben. Wir haben hier einen Setpoint, der ebenso individuell ist wie die Augenfarbe, die Nasenlänge oder der Körpergeruch.

All das lässt sich verändern: mit Deodorants, plastischen Chirurgen oder einer permanenten Essstörung.

Denn etwa durch konsequentes Überessen lässt sich dieser Setpoint, der uns eine spargeldünne oder eher kuschelige Ausgangsposition liefert, langsam höher setzen. Jetzt wird dieses neue Gewicht verteidigt. Einige Male sollten Sie das Hinaufschieben des Setpoints schon schaffen. Und: Dank der Epigenetik (also der Modifikation unseres Erbmaterials durch Umweltfaktoren und eigenes Zutun) können Sie diesen höhergestellten Wert möglicherweise auch an Ihre Nachkommen weitergeben. Mit lieben Grüßen von den Ahnen.

Selbst spektakuläre Sprünge nach oben im Bereich von 5 bis 10 Kilo sind möglich. Erfolgreich werden Sie allerdings nur durch einseitige Diätmaßnahmen, die unserem seit der Steinzeit an sich ziemlich gut funktionierenden Stoffwechsel Defizite und Hungerkatastrophen vorspielen.

Das Gewicht geht runter, der Setpoint wird raufgesetzt. Noch während Sie sich über den kurzfristigen Erfolg freuen, haben Sie den langfristigen Schaden im Gehirn angerichtet.

Ideale Rechenbeispiele

Als Faustregel für das Normalgewicht galt lange Zeit die Formel: Körpergröße (in Zentimeter) minus 100. Das ist bei näherem Hinsehen spätestens dann ein Problem, wenn man nur 90 Zentimeter misst.

Dennoch hat sich diese einfache Formel, eben weil sie so simpel ist und die meisten die Subtraktion mit 100 gut beherrschen, bewährt. Die Messung ist relativ einfach, die Rechnung unkompliziert. Und das Idealgewicht zu ermitteln, ist auch nicht schwer. Männer ziehen vom Normalgewicht 10 Prozent ab, Frauen ziehen 15 Prozent ab. Oder so ähnlich. Denn schon damals hat man brav gegendert und Frauen aufgrund der offensichtlich anderen Proportionen andere Zielwerte verpasst.

Leider sagt ein derartiger Wert nicht viel darüber aus, ob man nun tatsächlich übergewichtig ist, da lediglich Körpergröße und Körpergewicht in Relation gesetzt werden, unabhängig von der Beschaffenheit des Körpers.

Zum Glück gibt es eine auf wissenschaftlichen Erkenntnissen beruhende, weitaus bedeutendere Formel, und zwar den Body-Mass-Index (BMI). Seine Berechnung gestaltet sich deutlich schwieriger: Körpergewicht (in Kilogramm), geteilt durch Größe (in Meter) zum Quadrat. Man merkt sofort: Das lässt sich nicht so einfach im Kopf ausrechnen. Bei genauerem Hinsehen basiert diese komplizierte Formel jedoch auf genau denselben Variablen: Größe und Gewicht.

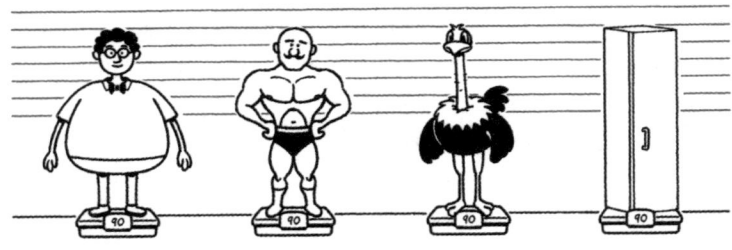

Sie alle haben denselben BMI.

Also ganz egal, ob Sie nun zarte oder besonders hypertrophe Muskeln Ihr Eigen nennen, mehr oder weniger viel Fett am Leib haben, Mensch oder Zebra sind oder ein Portemonnaie mit reichlich Kleingeld am Körper tragen: Die Relation zwischen Größe und Gewicht bleibt bestehen. Ein Profi-Sportler ist laut BMI deutlich adipös, wohingegen ein Mann mit deutlichem Bauchfett, jedoch spinnendünnen Ärmchen und Beinchen in den Topf der normalgewichtigen Personen sortiert wird.

Als ein wenig aufschlussreicher wird die Waist-to-Height-Ratio erachtet, wo ein Zusammenhang zwischen Körpergröße mit Hüftumfang hergestellt wird. Mit geschicktem Messen am Knie (das ja quasi noch zur Hüfte gehört) lässt sich dieser Wert sehr individuell regeln.

Der Body-Shape-Index schließlich nimmt sich des Bauchfettes an und vereint Taillenumfang, Körpergröße und Body-Mass-Index.

Warum es keinen Shape-Satisfaction-Index gibt, womit die (Un-)Zufriedenheit mit dem eigenen Body, unabhängig vom Gewicht, bestimmt werden kann, ist nicht klar. Tatsächlich ist um das Gewicht so etwas wie ein Glaubenskrieg entbrannt: Wohlfühl- oder Idealgewicht, Body-Mass-Index oder Körperfettanalyse, im Minutentakt kontrollierter Bauchumfang – oder Waagen auch im Sternbild verbieten?

BODY-MASS-IDIOTIE (BMI)

Dieser Wert ist überaus beliebt bei Körperbesitzern, Medizinern und Ernährungsberatern und ist sozusagen das Body Mass aller Dinge. Er wurde übrigens von einer US-amerikanischen Versicherungsgesellschaft ins Leben gerufen, um die risikobehafteten übergewichtigen Personen identifizieren zu können. Man hat also quer durch die Bevölkerung eine Grenze gezogen, die mehr oder minder willkürlich und eigentlich ohne nennenswerte wissenschaftliche Evidenz die Menschheit in drei Gruppen gegliedert hat: zu dünn, zu dick und zu normal. Alle diese Gruppen gelten als behandlungsbedürftig.

Eleganter ist die Bioelektrische Impedanzanalyse, auch BIA-Messung oder Bestimmung des Körperfettanteils. Denn der Körper besteht, quasi wie Ricotta, unter anderem aus Magermasse und Körperfett (sozusagen Fett in Trockenmasse, F. i. T.). Durch die unterschiedlichen Leitfähigkeiten von Körperwasser, Fett und fettfreien Anteilen kann man die Anteile voneinander getrennt identifizieren. Unterm Strich: Mehr Muskel- als Fettmasse ist prinzipiell mal nicht so verkehrt.

Unser Resümee zur Körperfettanalyse:

Vorteil: Endlich wieder ein Tool, mit dem man sich tausende Male pro Tag messen und in Zahlen belegen kann, was man ohnehin sieht.

Nachteil: Man kommt den Crashdiäten recht leicht auf die Schliche.

Aber: Besser so unter Strom stehen, als gar kein Sex mehr!

SEHR WAAGE ANGABEN

Die Blickdiagnostik ist gut genug. Man sieht, ob jemand dick ist oder nicht – zumindest bei den anderen. Zur Selbstdiagnose stellen Sie sich unverbindlich vor einen großen Spiegel. Wenn das nicht ausreicht, ziehen Sie sich nackt aus. Wenn das nicht ausreicht, bewegen Sie sich und hüpfen herum.

Was Sie im Spiegel nicht sehen, ist, ob Sie von Ihrem Übergewicht einen Herzinfarkt bekommen oder nicht. Dazu brauchen Sie eine Zusatzinformation: Wie man das Fett am besten verteilt, damit es richtig ungesund ist.

Bauchfett – der hormonelle Sprengstoffgürtel

Fast ein ganzes Leben haben wir mit der Leibesmitte zu kämpfen. In diesem Fall mit dem Leib über der Mitte. Also dem Bauch. Ein interessanter Körperteil, der sich im Laufe eines Erwachsenenlebens immer wieder bildet, zurückbildet, wieder bildet und schließlich unabänderlich weiterbildet. Und obwohl wir wissen, dass ein Mann ohne Bauch wie ein Himmel ohne Sterne ist, sind viele damit nicht zufrieden und hätten lieber ein Sixpack an dieser Stelle.

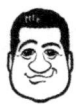 **Zum Trost sei gesagt, dass jeder Mensch ein Sixpack besitzt. Nur eben darunter.**

Ronny Tekal

Das sagenumwobene Sixpack ist nichts anderes als der Musculus rectus abdominis. Das ist kein Ostersegen des Papstes, sondern der gerade Bauchmuskel, der mit seinen Muskelbäuchen diese »Coca-

Cola-light-oben-ohne-Mann«-Figur formt. Auch wenn wir wissen, dass Light-Produkte paradoxerweise eher dafür sorgen, dass man den Muskel nicht mehr sieht.

Von Äpfeln und Birnen

Nun sagt man Männern, dass dieser wunderbare Himmel mit Sternen ungesund sei. Dass vor allem der ballonartige Zustand um den Nabel ein Risiko darstellt, also die sogenannte Apfelform, quasi der Onepack. Dabei sollte doch »An apple a day keeps the doctor away« gelten.

Die Frauen haben mit ihrer Birnenform zumeist die gesündere Fettverteilung um die Hüften, sind damit aber weitaus unglücklicher als die Männer, die ihre Bierbäuche wie eine Trophäe stolz am Kühlergrill ihres Körpers tragen.

Die Erkenntnisse der Genderforschung sind für die Damen aber kein Freibrief: Denn auch bei der Frau könnte ein Bauchfett in männlicher Apfelmanier auf einen Hormonmangel hindeuten. Dies fällt vielen Damen in der Menopause auf den Kopf oder besser gesagt auf den Bauch. Denn die Kombination aus vielleicht nicht mehr ganz so viel

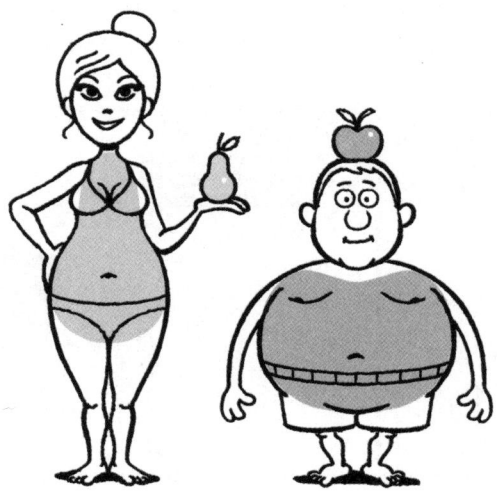

Bewegung, Östrogenmangel und dem kleinen Verdauungsschnaps dreimal täglich kann sich fatal auswirken. Ungesund ist dabei nicht nur das Übergewicht durch die zusätzlichen Kilos, sondern eine perfide Eigenschaft dieses Bauchfetts: Es produziert Hormone. Und nicht die gesündesten, so viel sei gesagt.

Insofern sollten die Weight Watchers ihr Augenmerk vielleicht weniger auf das Gewicht, sondern mehr auf den Leibesumfang richten (Waist Watchers).

Apfelmännchen und Birnenweibchen

Die Fettverteilung ist also bei den Geschlechtern unterschiedlich: Frauen haben meist ein Birnenverteilungsmuster – da sitzt das Fett meistens an den Hüften. Rufen Sie Ihren Hormonen ein herzliches »Vergelt's Gott!« zu. Denn das ist die bessere Variante.

Typisch für die Männer und ideal für den frühen Herzinfarkt: Der Bauchumfang ist größer als der Hüftumfang. Apfelförmige Fettsucht heißt das. Das ist das männertypische Verteilungsmuster und fällt auf der Waage gar nicht dramatisch auf: Ist der Bauch kombiniert mit dünnen Ärmchen und dünnen Beinchen, wo man ein wenig aussieht wie ein Käfer, dann gleicht sich das auf der Waage aus.

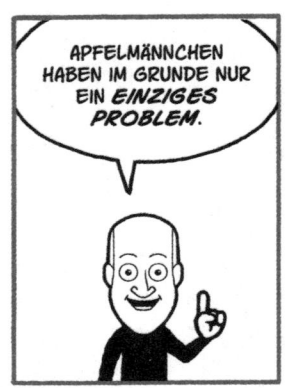
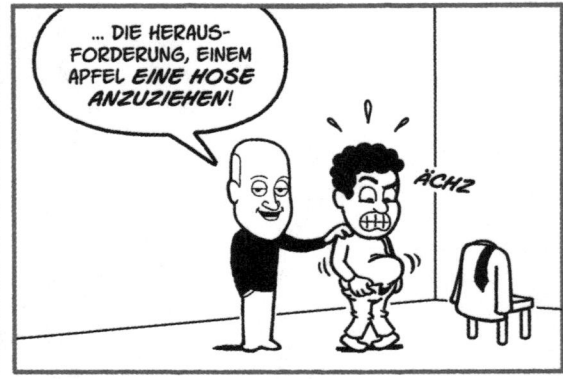

Das einzige Problem, das Apfelmänner haben: Es ist gar nicht so leicht, einem Apfel eine Hose anzuziehen! Um dieses Problem zu lösen, haben in früheren Zeiten unsere Väter und Großväter noch die klassische Opa-Variante bevorzugt, also den Bund über der Wölbung. Heute wählen die meisten die Abiturmethode: Sie bleiben bei der Hosengröße, die sie mit 18 Jahren gehabt haben, und gehen mit dem Bund Jahr für Jahr einen Zentimeter runter. Da merken sie 15 Kilo lang nicht, dass sie eine neue Hose bräuchten.

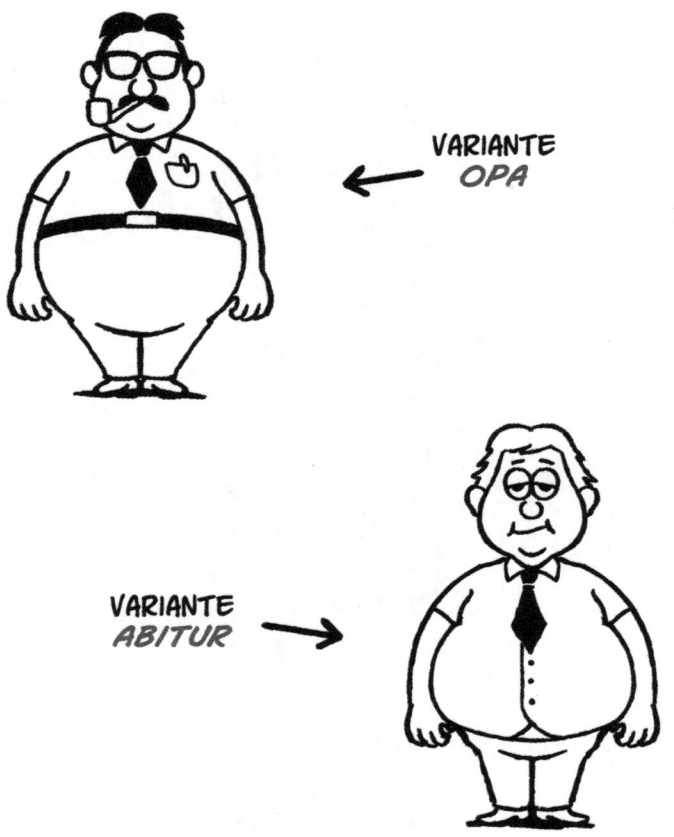

VARIANTE
OPA

VARIANTE
ABITUR

Ärzte, Apotheker und die Pharmaindustrie hätten natürlich lieber die Gürtelmethode. Man nimmt einen stabilen Gürtel und teilt damit den Bauch. Da kommt unten ein kleiner Bauch raus und oben ein größerer. Das ist besonders lukrativ für die Pharmaindustrie, denn wenn man so jemandem den Gürtel vorsichtig aufmacht, sinkt der Blutdruck systolisch um 15 mmHg. So müssen die eingequetschten übergewichtigen Hochdruckpatienten jeden Tag eine Blutdrucktablette mehr einwerfen und werden ein klein wenig impotenter, nur damit sie wie eine Knackwurst herumrennen können.

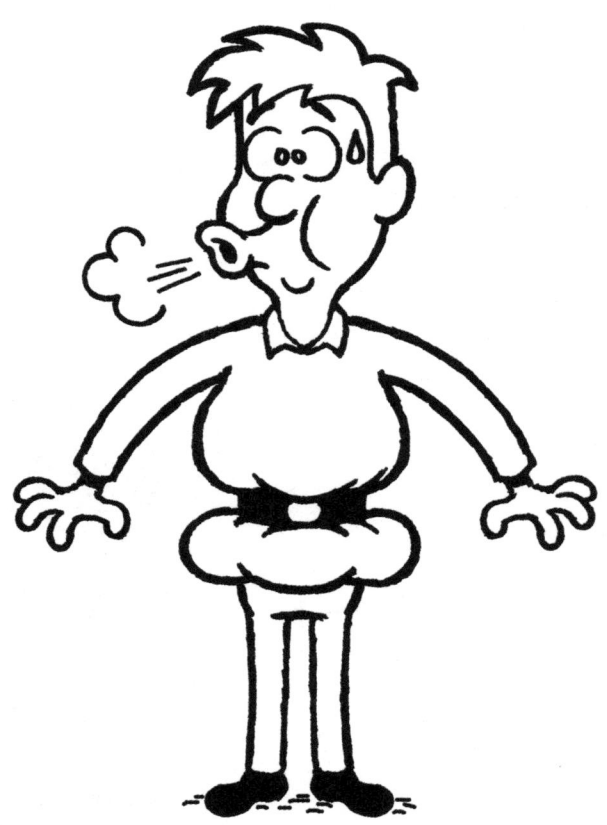

Die Waage austricksen

Waagen sind einfältige Dinger und denken, man sagt ihnen die Wahrheit, nur weil man auf sie steht. Tatsächlich sind Personen überaus erfinderisch, wenn es darum geht, sich ein wenig leichter zu machen. Zwar hat sich mittlerweile herumgesprochen, dass es nur wenig Sinn hat, auf einem Bein zu balancieren. Doch es ist klar, dass man erst dann zur Abwaage schreitet, wenn der Körper auch optimal darauf vorbereitet ist: nach erledigtem Toilettengang, möglichst auch im Anschluss an einen Saunabesuch und nach dem Geschlechtsverkehr (zwei Löffel Körperflüssigkeit, aber man probiert's). Ohne Ohrenschmuck und Kontaktlinsen, mit frisch gestutztem Haar, rasierten Beinen und geschnittenen Zehennägeln. Ausatmen hat wenig Sinn, das Inhalieren von Helium könnte jedoch ein paar Milligramm weniger auf die Waage bringen. Vor drakonischen Maßnahmen wie Abführmittel, Entwässerungstabletten oder der Amputation einer Gliedmaße sei hier ausdrücklich gewarnt. Wer viel Kleingeld auf der Seite hat, kann mit seiner Lieblingswaage im Gepäck eine Reise zum Mond buchen. Dort wird man feststellen, dass man plötzlich nur mehr 15 Kilo wiegt. Dieser Anblick muss einem die Reise wert sein und es ist zu vermuten, dass die überwältigenden Gefühle der Astronauten auf dem Mond weniger dem Blick auf die Erde als vielmehr dem Blick auf die Waage zu verdanken waren.

DIÄTWAHNSINN-TIPP

Erarbeiten Sie Strategien, sich selbst zu beschummeln. Vergessen Sie dabei aber nicht Ihr schlechtes Gewissen!

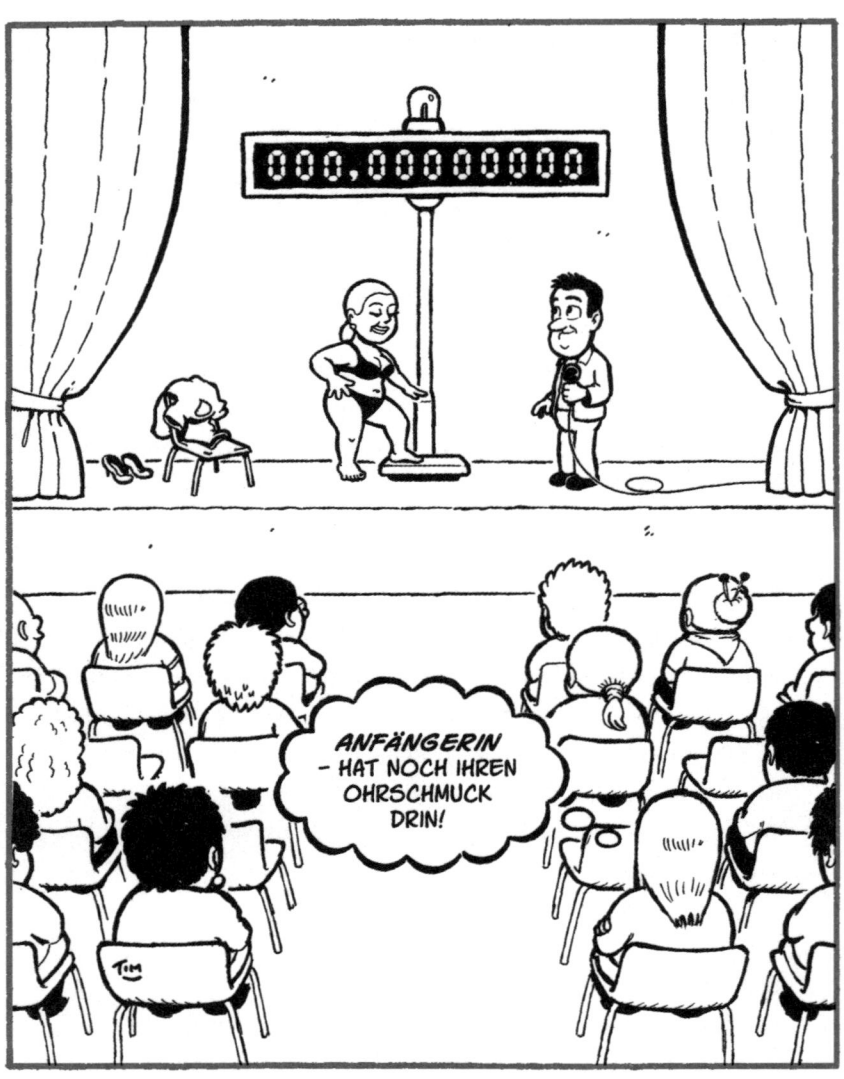

Maßband statt Waage

In den Ordinationen hat das Maßband die Waage als gefürchtetes diagnostisches Instrument abgelöst: Das Band um die Körpermitte gelegt und dabei nicht durch Baucheinziehen gemogelt, lässt dem Arzt ein sorgenvolles »Na ja!« über die Lippen kommen. »Na ja« soll bitte was heißen? Dass der Doktor weder mit dem abgelesenen Wert zufrieden ist noch mit diesem völlig unspektakulären, ja geradezu lächerlich anmutenden Instrument, das eines Mediziners nicht würdig ist, sondern eher bei Schneidern um den Hals baumelt? Wenn er etwas auf sich hält, wird er Sie zu einer Dual-Photonen-Absorptionsmessung schicken. Das schaut nach was aus und auch an den Kosten sieht man, dass sich Ihr Arzt nicht mit Kinderkram zufriedengibt.

Und dennoch gibt es eine Renaissance dieses einfachen Messapparates. Das auf diese Weise gemessene »viszerale Fett«, das sich im Bauchraum auch zwischen den Gedärmen findet, ist eine Energiereserve, die Ihnen bei Bedarf rasch zur Verfügung steht. Vorteil: Es ist zumeist das erste Fett, das weggeht. Nachteil: Es ist das erste Fett, das sich anlegt.

Unterm Strich: Übergewichtige gehören zu den bestgewogenen Menschen mit der meisten Diäterfahrung. Was sagt uns das? Waagen und Diäten scheinen unsere besten Verbündeten im Streben um den Diätwahnsinn zu sein.

DIÄTWAHNSINN-TIPP

Machen Sie vermehrt Gebrauch von Ihrer Waage und messen Sie im Minutentakt!

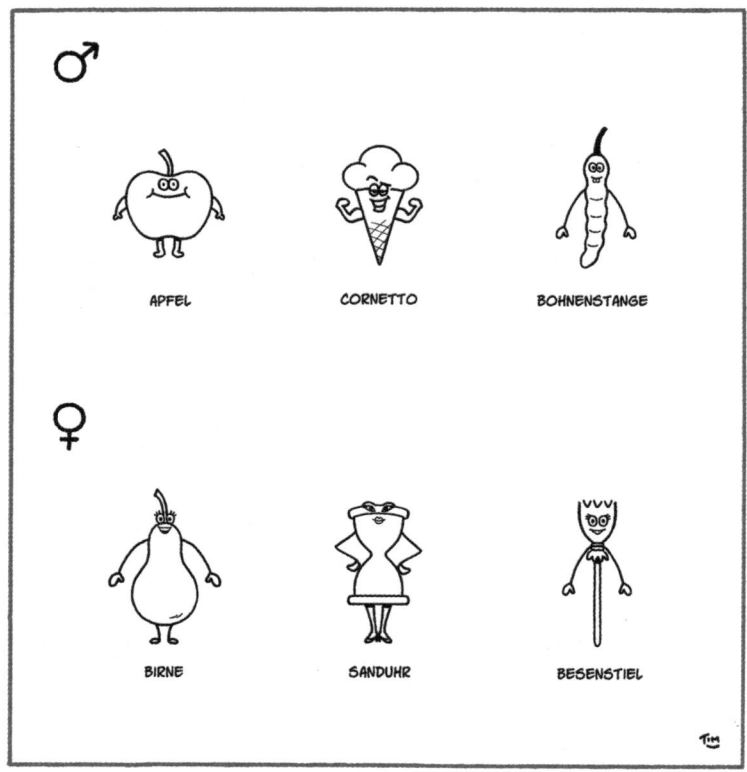

Unterschiedliche Figurtypen

Die innere Waage

Jeder von uns hat auch ein eingebautes Tool zur Überprüfung des Gewichts, quasi eine innere Waage. Ähnlich wie das Freud'sche Über-Ich repräsentiert sie die verinnerlichten gesellschaftlichen Ideale als Maß aller Dinge – und damit auch als eigenen Maßstab.

Die typische mitteleuropäische innere Waage zeigt meist nur ein Gewicht an: »Ich bin zu dick.« Natürlich gibt es geschlechtsspezifische Unterschiede. Während die Männer den Ball flach halten, da es ihnen genügt, wenn sie an ihrem Bauch vorbei auf die Anzeige einer Badezimmerwaage blicken können, überschätzen Frauen ihr Gewicht und die Wirkung von ein paar zusätzlichen Pfunden. Jedes fünfte Mädchen im Teenageralter fühlt sich zu dick. Und solange die Topmodels bei jedem Gramm Fett am Leib von der Jury gescholten werden, wird das wohl so bleiben. Die Herren haben weniger Probleme mit ihrem Gewicht. Im Gegenteil. Wo fast jeder zweite Mann nach objektiven Kriterien etwas zu dick ist, fühlt sich nur jeder vierte auch so. Eine entspannte Sicht der Realität.

Ein paar nüchterne Zahlen: Ab ihrem 40. Lebensjahr sind rund 50 Prozent aller Deutschen – laut BMI-Statistik – übergewichtig. Mehr als 80 Prozent sind nicht zufrieden mit ihrem Körper. Lassen Sie das mal sacken. Was bedeutet das? Geht man nämlich davon aus, dass es ein paar Verwegene gibt, die selbst mit ein paar Pfunden zu viel an Hüften und Bauch vor Selbstbewusstsein strotzen und sich in puncto Aussehen als nicht mehr zu toppen einstufen, so gibt es scheinbar eine große Gruppe, die normalgewichtig und überaus unzufrieden mit sich selbst ist.

Kritischer Blick auf den eigenen Körper

Tatsächlich hat ein positives Körperbewusstsein für viele auch mit einem zufriedenstellenden Gewicht zu tun, aber offensichtlich nicht nur! Denn während der Body-Mass-Index in den Normalbereich rutscht, beginnen plötzlich andere Dinge hervorzustechen: die Nase etwa, die leider auch mit der Crashdiät nicht kleiner geworden ist, der zu gering dimensionierte Busen, der nun noch kleiner geworden ist, der von der Natur vernachlässigte Penis. Bei all diesen Dingen wird es wohl nichts mit der Partnerwahl, denn Männer wissen: Ich kann noch so charmant und gebildet sein und auch ganz passabel aussehen, doch spätestens, wenn die Partnerin mit dem Zollstab anrückt, ist Schluss mit der Beziehung.

Menschen neigen dazu, auf vermeintliche körperliche Makel mit schweren Depressionen zu reagieren. Vor allem wenn diese Makel von Partnern, Familienmitgliedern oder Arbeitskollegen nicht auf den ersten Blick erkannt werden. Dann fühlen sie sich besonders unverstanden.

Selbsttest für Selbstzweifler

Und jetzt sind Sie an der Reihe. Nehmen Sie sich etwas Zeit für die folgenden zwei Aufgaben.

1. Überlegen Sie sich fünf Dinge, die Sie an Ihrem Körper sofort verändern würden, wenn eine gute Fee oder ein guter plastischer Chirurg Ihnen das anbieten würde. Jetzt, bitte!

Sie können diese fünf Dinge visualisieren, geheim auf einen Zettel schreiben oder auch hier aufschreiben. Wenn Sie das Buch verleihen oder weiterschenken, dann kann eine weitere Person, im Sinne einer interaktiven Gruppentherapie, von Ihren Inputs profitieren. Seien Sie also ehrlich!
Und? Die einfachste Übung der Welt! Vermutlich hätten Sie die Fee noch um ein paar andere Kleinigkeiten gebeten.

2. Und nun überlegen Sie sich fünf Dinge, die Sie an Ihrem Köper lieben und gerne an Ihre Nachkommen weitergeben würden.

Die meisten, die diese Übung machen, benötigen für die zweite Aufgabenstellung deutlich länger.

DIÄTWAHNSINN-TIPP
Erstellen Sie eine Bucket-List: »10 Dinge, die ich an meinem Körper ändern möchte, bevor ich sterbe!«

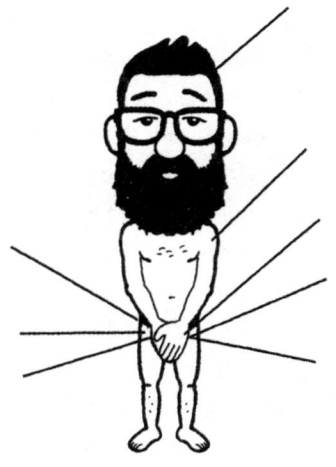
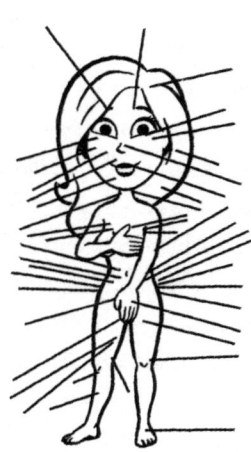

MÖGE MEISTER JO-JO MIT DIR SEIN

Mit etwas Übung ist es möglich, das Ausgangsgewicht nicht nur wieder zu erlangen, sondern es sogar zu übertreffen. Wie schon Meister Jo-Jo sagt: »Möge der Frust mit dir sein.«

Der Jo-Jo-Effekt

Alle, die noch ein analoges Jo-Jo kennen, wissen es: Je schneller ein solches Jo-Jo in die Tiefe rauscht, umso rascher geht es wieder hinauf. Genau dasselbe passiert mit unserem Gewicht.

Die meisten Diäten reduzieren die aufgenommene Kalorienmenge, nur selten hat sich eine Mastkur ins Ranking der beliebtesten Bikini-Figur-Zielprogramme verirrt. Zwar gibt es mancherorts die Empfehlung, nicht mehr als ein halbes Kilogramm die Woche abzunehmen. Aber wer, wie die meisten, Mitte Juni mit der Sommerdiät beginnt, möchte raschere Ergebnisse. Zum Glück hilft uns unser Körper dabei, einen hübschen und effizienten Jo-Jo-Effekt zustande zu bringen: Ein akuter Mangel an Nährstoffen, wie man ihn bei Crashdiäten gerne provoziert, führt dazu, dass unser Organismus in den Energiesparmodus schaltet. Dieser Alarmzustand sorgt dafür, dass der Stoffwechsel deutlich verlangsamt wird, um mit der Energie, die vorhanden ist, möglichst lange auszukommen. Der Grundumsatz des Körpers, also die Menge an Energie, die er verbraucht, ohne dass wir irgendetwas tun, wird deutlich reduziert (siehe Kapitel »Kalorienzählen«). Wird nach der Diät das Nahrungsangebot wieder größer, freut sich der Körper, der nach wie vor auf Energiesparen eingestellt ist, dass er viele überschüssig aufgenommene Kalorien für kommende schlechte Zeiten in seinen Fett-Silos speichern kann. Schließlich hat er gelernt, wie wichtig es ist, Rücklagen zu bilden – wer weiß, auf welch seltsame Ideen der Körperbesitzer noch kommen mag.

Dazu kommt: Bei jeder Abnehmphase verliert man auch an Muskelmasse, die sich nur mühsam wieder aufbauen lässt.

Damit Sie nicht zu jenen rund 20 Prozent gehören, die es nach einer Diätmaßnahme auch schaffen, ihr Gewicht dauerhaft zu halten, sollten Sie darauf schauen, die unliebsamen – weil schweren – Muskeln so rasch wie möglich und langfristig loszuwerden.

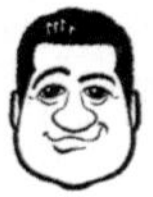

 Der gemeinsame Nenner von Diäten ist,
  dass man nach Beendigung wieder zunimmt.

Ronny Tekal

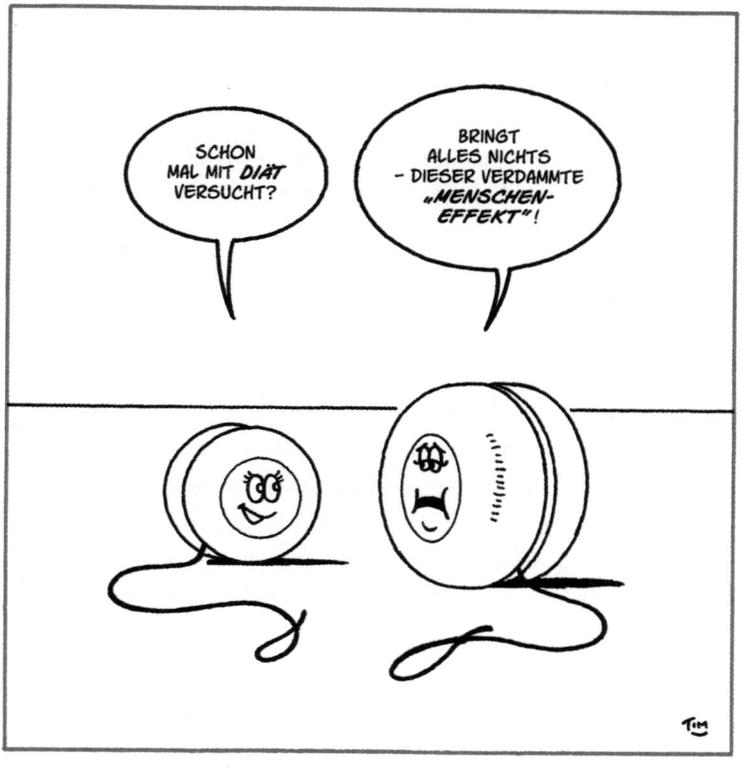

DREI TIPPS FÜR EIN ZURÜCKROLLENDES JO-JO

1. **Junkfood wie gehabt – allerdings viel weniger**
   Zu viel von seinen Gewohnheiten sollte man nicht ablegen, wenn man schon hungern muss. Bereits 500 Kalorien weniger pro Tag machen den Körper nervös. Wem es gelingt, bei Weißbrot und Zucker zu bleiben und nicht etwa auf ballaststoffreichere und nachhaltigere Nahrungsmittel umzusteigen, hat gute Chancen, für Panik im Organismus zu sorgen.

2. **No sports**
   Es tut nichts zur Sache, ob Winston Churchill diesen Satz tatsächlich gesagt hat, auch nicht, dass er selbst in der Jugend begeisterter Schwimmer und Reiter war. Tatsache ist, dass der britische Politiker ohne Sport, dafür mit umso mehr Zigarren, über 90 wurde. Keine sportliche Betätigung während der ohnehin schon mühsamen Diät führt natürlich zum Abbau der Muskulatur. Die danach neu zugeführten Kalorien können also auch nicht gleich wieder verbrannt werden.

3. **Stress ist der beste Freund**
   Die Unlust, die sich bei der selbst verordneten Hungerphase breitmacht, verursacht Stress. Zwar lassen sich die Episoden mit Nikotinkonsum gut überstehen, doch vor allem ein voller Terminkalender und Schlafmangel in der Zeit der Diät sind wertvolle Mitstreiter, um dem Jo-Jo den nötigen Aufschwung zu geben. Das Stresshormon Cortisol lässt sich so problemlos aus seinem Versteck locken und beschert wunderbare Heißhungerattacken.

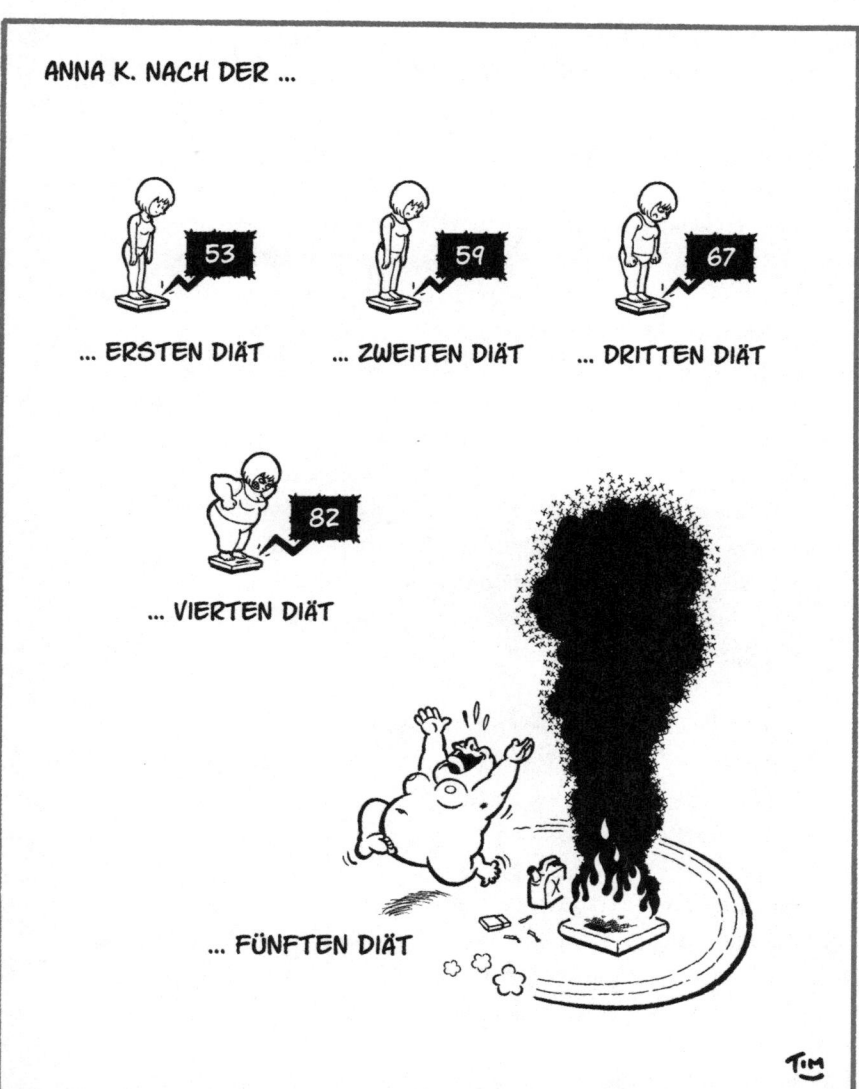

DIE SCHRÄGSTEN DIÄTEN EVER

Bereits der griechische Arzt Hippokrates von Kos (der mit dem Eid) erkannte, dass Übergewicht in seinen Tätigkeitsbereich fallen dürfte, und ersann eine Abmagerungskur, die in fettreicher Ernährung, Spazierengehen und Erbrechen bestand. Also nichts, was einen Diätwahnsinn-erfahrenen Profi als besonders merkwürdig erscheint. Der Mediziner Galen aus Pergamon empfahl den Römern, die üppige Rundungen durchaus zu schätzen wussten, Bewegung, Fasten und Bäder. Das hört sich schon sehr modern an.

Nach einem über die Jahrhunderte wechselnden Schönheitsideal dickerer und dünnerer Menschen begann mit dem Ende des 19. Jahrhunderts der Diätwahn so richtig Fuß zu fassen. Nun wollte auch die breite Bevölkerung schmal werden, um in die designten Kleider zu passen, die sie sich so langsam auch leisten konnte.

Hier drei Diäten aus der bewegten Auf- und Abnehmgeschichte. Die schrägsten Diäten aller Zeiten finden Sie als Bilder-Serie über das Buch verteilt. Viel Vergnügen beim Nachmachen!

Trink-Diät (William der Eroberer, um 1066)

Der bekannte Normanne, der England eroberte, wollte – angeblich um in England den Frauen zu gefallen – abspecken. Er hörte auf zu essen und stillte den aufkeimenden Hunger mit literweise Wein.

Schilddrüsenextrakt (um 1950)

Das Ankurbeln der Schilddrüsenfunktion soll die Sängerin Maria Callas von 90 auf 50 Kilogramm gebracht haben. Sie nahm Schilddrüsenextrakt und Hormone ein und ließ sich Jod direkt in die Schilddrüse injizieren.

Glasreiniger-Diät (um 2020)

Angeblich sprüht Kim Kardashian Glasreiniger auf die Nudeln, damit sie nicht mehr schmecken (Glasnudeln).

WIE SIE GARANTIERT SCHLECHTE LAUNE BEKOMMEN

Wie eingangs erwähnt, ist unser erklärtes Ziel nicht nur, dass Sie übergewichtig bleiben, sondern Sie sollen auch unglücklich werden und sich möglichst viel grämen. Dafür bekommen Sie in diesem Kapitel ein paar gute Tipps.

Das schlechte Gewissen als verlässlicher Begleiter

Was auch immer Sie tun: Tun Sie es mit einer ordentlichen Portion Selbsthass. Bezichtigen Sie sich selbst der Disziplinlosigkeit, der Todsünde der Völlerei, letztlich des Totalversagens in so gut wie allen Lebensbereichen. Spüren Sie das aufkeimende Gefühl der Hilflosigkeit und die übermächtige Welle, die jeden Anflug von Motivation im Keim erstickt.

Kleine Schritte sind etwas für Loser und für die großen sind Sie scheinbar nicht bereit. Das Leben meint es eben nicht gut mit Ihnen. Übrigens ein wunderbares Mantra, das Sie dreimal täglich vor sich hinmurmeln sollten.

Vergleichen macht unglücklich

Wenn es den Eseln zu gut geht, gehen sie aufs Eis tanzen. Und wenn wir zu glücklich sind, stellen wir Vergleiche mit anderen an.

Es hilft nichts, wenn wir bei näherem Überlegen feststellen, deutlich bessere Karten zu haben als 95 Prozent der restlichen Weltbevölkerung. Schließlich möchte man sich nicht mit Menschen vergleichen, die erfolgloser und unglücklicher sind. Unter den 5 verbleibenden Prozenten finden sich dagegen jede Menge Personen, die unseren

Neid auch verdienen und bei denen man sich im direkten Vergleich so richtig mies fühlen kann.

Eine besonders moderne und gute Variante liefern die sozialen Medien. Kaum jemand postet einen langweiligen, verregneten Tag, das letzte Mobbing-Erlebnis, ungefiltertes Hüftgold oder ein völlig desolates Ich auf der Couch. Vielmehr wird eine Auswahl nachbearbeiteter persönlicher Highlights gezeigt: glücksselig in trauter Zweisamkeit mit Partner beim Sonnenuntergang am Strand, mit der Familie auf der Alm, im Zielbereich des Stadtmarathons, mit den hundert besten Freundinnen beim Abfeiern oder beim triumphalen Hochhalten der Oscar-Statue. Auch wenn dem zur Schau gestellten Glück meist ein wenig auf die Sprünge geholfen wird, etwa durch Sonnenuntergangs-Filter, Partner-Filter oder Oscar-Filter, ist für die Betrachter die Schau so real wie das Glück und die eigene Frustration vorprogrammiert (siehe Kapitel »Sein und Schein: Facebook und Co.«).

Praktisches Beispiel: Penisgrößenvergleich

Dass die Wahrnehmung sehr subjektiv ist, liegt nicht zuletzt an der Perspektive. Dazu ein Beispiel, das die meisten Männer kennen, das aber auch für die meisten Frauen nachvollziehbar sein sollte.

Die meisten Männer nehmen am Pissoir den eigenen Penis kleiner wahr als den des Nebenpinklers. Minderwertigkeitskomplexe garantiert. Grund dafür ist der »Parallaxenfehler«, durch den das gute Stück bei der Sicht von oben im Vergleich zur Sicht von der Seite kleiner erscheint, als es tatsächlich ist.

Wie Sie sich im Vergleich zu anderen wahrnehmen, ist also immer eine Sache des Blickwinkels.

WILLKOMMEN IM CLUB DER DICKEN RAUCHER

»Rauchen macht schlank« – das haben vor gar nicht allzu langer Zeit nicht nur pervertierte Knechte der Tabakindustrie, sondern auch vereinzelt Ärzte proklamiert, die ihre persönlichen Nikotinsucht schlecht verkraftet haben. Rauchen ist jedoch binnen weniger Jahre in Ungnade gefallen. Mussten früher die Nichtraucher aus dem Büro flüchten, um frische Luft zu schnappen, schickt man heute die Raucher vor die Tür. Angesichts dessen, dass die Folgen ungesunden Essens mindestens genauso schädlich sind, wird man möglicherweise bald auch diese Gäste ins Freie bitten …

Viele Menschen sind nach wie vor felsenfest davon überzeugt, dass Rauchen schlank macht. Das ist insofern korrekt, da man mit einer Zigarette im Mund Schwierigkeiten hat, feste Nahrung zu sich zu nehmen. Auch geht der Setpoint bei Rauchern durchaus nach unten. Rund 150 Kalorien werden zusätzlich verbrannt. So weit, so verständlich und so naheliegend, diese Art der Diät zu empfehlen. Wenngleich einem die 150 Kalorien im Monat 150 Euro für Zigaretten wert sein müssen. Zudem erkauft man sich den höheren Energieumsatz mit Geschmacksverlust, Arterienverkalkung und COPD. Es handelt sich schlichtweg um einen simplen Tausch, Risiko gegen Risiko, bei dem Sie mit dem Rauchen mitunter vielleicht sogar das höhere Risiko gewählt haben.

DIÄTWAHNSINN-TIPP

Wenn Sie noch nicht rauchen, dann probieren Sie es einmal unverbindlich.

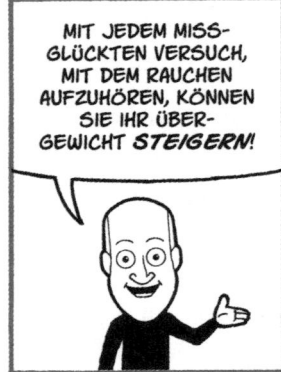
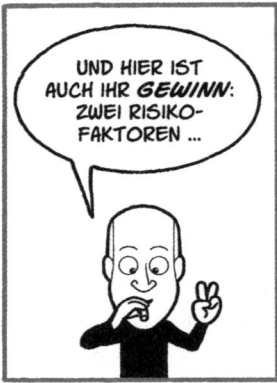
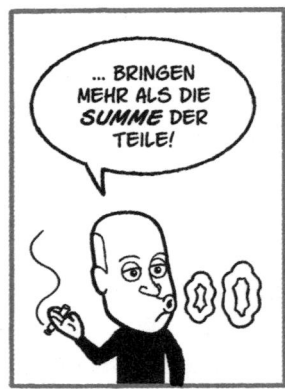

Aber selbst wenn Sie es unbedingt wollen – es ist nicht so leicht, ins
Rauchen hineinzukommen. Man vergisst es gerne. Verknüpfen Sie es
daher mit häufigen Tagesereignissen, einer Tasse Kaffee, einem
Gläschen Wein, einem missmutigen Mitarbeiter, einem blöden Chef,
rauchen Sie vor und nach einer missglückten Prüfung, vor und nach
einer gelungenen Prüfung. Der Fantasie sind keine Grenzen gesetzt.
Wichtig ist nur, dass Sie es mit etwas verknüpfen. Rauchen alleine
kann nie dauerhaft befriedigen. Es braucht die Emotionen, die damit
abgerufen werden können. Wenn Sie dies durchschaut haben, sind Sie
voll auf der Linie unseres Buches.
Die Suchtverlagerung von Torte auf Tabak ist eine durchaus praktika-
ble Methode, die in beide Richtungen funktioniert. Denn auch aus
Frust über die entgangene Kalorienfreude kann man sich zum Trost
eine Zigarette anzünden. Das führt wiederum zu schlechtem Gewissen
und Unzufriedenheit – ideale Trigger für den Griff zur großen Tafel
Schokolade.
Wenn Sie das Rauchen wirklich vollinhaltlich nutzen wollen, gibt es
dazu einen Trick: Wenn Sie schon einmal rauchen, dann hören Sie
vorübergehend damit auf. Silvester bietet sich an, ein Hochzeitstag

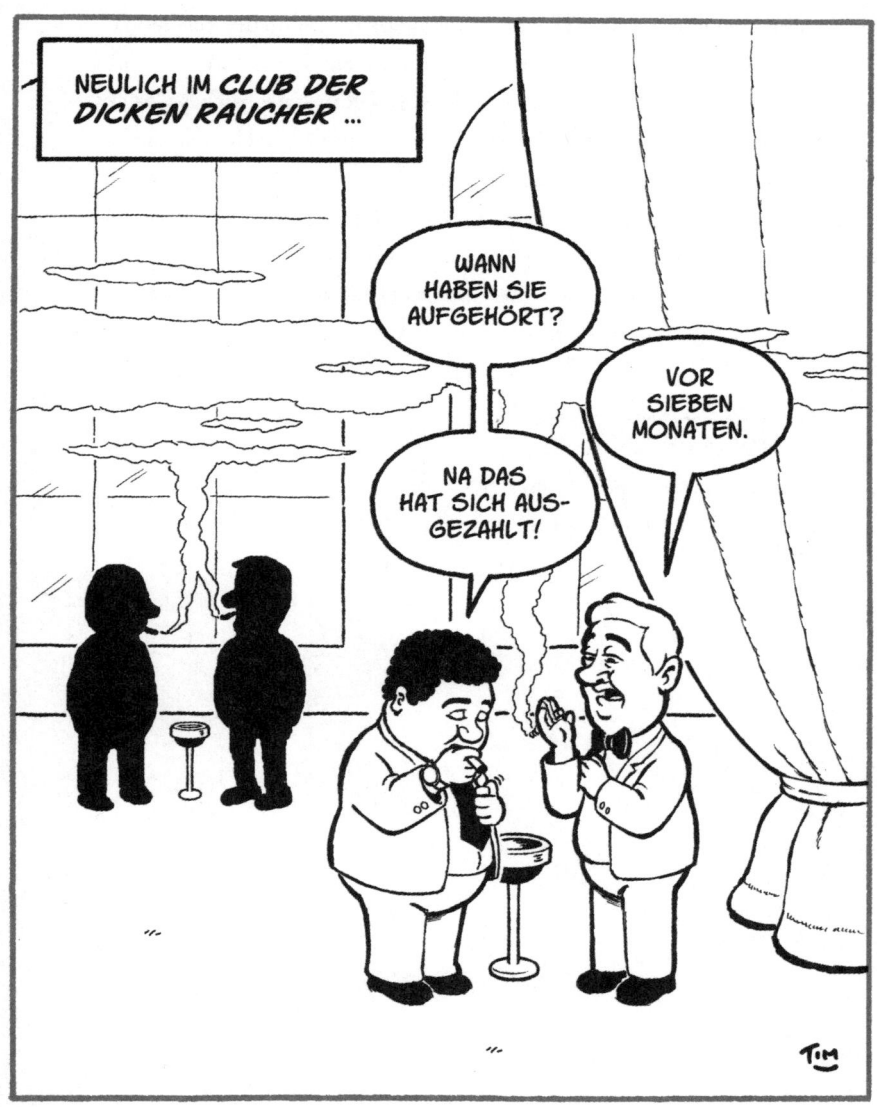

oder auch eine Wette. Zwei, drei Monate nicht zu rauchen reichen ja meistens aus, dass man aufgeht wie ein Hefeteig. Wenn Ihnen dann in der Früh beim Zähneputzen ein fahles, aufgedunsenes, dickes Gesicht entgegenblickt, dann sagen Sie sich: »So möchte ich auch nicht aussehen, da rauch ich lieber wieder.« Sie greifen wieder zur Zigarette, brauchen mehr und stärkere als je zuvor und können voller Stolz sagen: Willkommen im Club der dicken Raucher.

So haben Sie im Bestreben, das eine Laster mit dem anderen Laster auszutreiben, nun beide Laster in der Garage stehen.

DIÄTWAHNSINN-TIPP

Sollten Sie sich vor dem Rauchen ekeln: Keine Sorge, man braucht es nicht unbedingt zum Dickwerden. Man kann auch gleich mit dem Essen anfangen.

WICHTIGE FAKTEN FÜR IHREN DIÄTWAHNSINN

In die Diätfalle zu tappen, kann jeder Dodel. Damit Sie jedoch auch wissenschaftlich fundiert wahnsinnig werden können, klären wir im Folgenden ein paar grundlegende Fakten.

Anteilige Nahrung

Es ist nicht einfach. Früher galt die Nährwertrelation: 50 Prozent Kohlenhydrate, 30 Prozent Fett, 20 Prozent Eiweiß. Als gesunde Mischkost wird das zwar nach wie vor empfohlen, doch es ist nicht unumstritten. Je nach ernährungstechnischer Weltanschauung ändern sich die Zutaten für den Prozentkuchen. Bei der Low-Carb-Kost stehen etwa 55 Prozent Fett, 30 Prozent Eiweiß und nur mehr 15 Prozent Kohlenhydrate auf dem Speiseplan. Und Sie können sicher im Kopf ausrechnen, wie hoch der Prozentanteil der Kohlenhydrate bei der No-Carb-Kost ist.

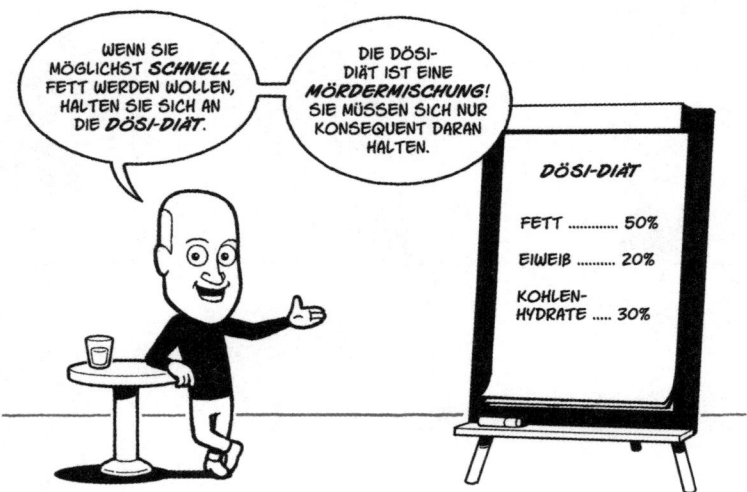

Für welchen Ernährungs-Lifestyle Sie sich auch immer entscheiden –
bedenken Sie, was am Ende dabei rauskommt. Wenn Sie im Alltag
einem mäßig intelligenten Ernährungsschlüssel aus viel Zucker, viel
Fett und einem halben Eiweiß folgen und Sie nach ärztlichem Rat
einfach weniger essen (FdH – Friss die Hälfte), müssen Sie kein
Weltmeister der Mathematik sei, um auf einen Blick zu sehen: Der
Ernährungsschlüssel ändert sich dadurch nicht! Sie bleiben vielleicht
schlank, aber Sie bleiben dabei auch hungrig! Und es führt zu schweren Irritationen im Gehirnstoffwechsel.

Ob Sie auf diesem Trip sind, erkennen Sie leicht daran, dass, wann
immer Sie Kohlenhydrate erwischen, dieses typische »Kohlenhydratlechzen« haben. Ein unglaublicher Heißhunger auf die kleinen, süßen,
kurzkettigen Kohlenhydrate. Vor allem, wenn einen jemand geärgert
hat, könnte man theoretisch den Süßigkeitenschrank plündern. Und
manche tun es auch ganz praktisch.

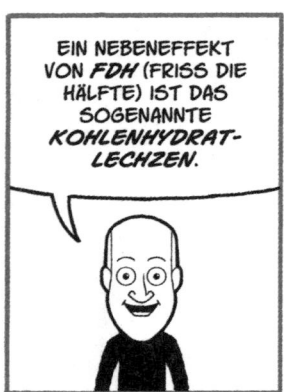 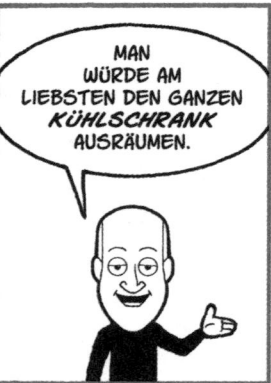 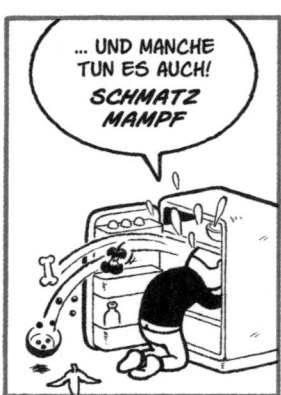

Die Sache mit dem Fett

Am meisten Energie liefert Fett mit 910 Kalorien pro 100 Gramm, das ist mehr als doppelt so viel wie Kohlenhydrate und Eiweiß mit jeweils 410 Kalorien pro 100 Gramm. Rein rechnerisch würde das bedeuten, dass man durch die Aufnahme von Fett mindestens doppelt so rasch zunimmt. Der Körper ist jedoch ein miserabler Rechner, und so gelten hier andere Gesetze.

Über Jahrzehnte wurden wir dazu erzogen, Fett zu meiden wie der Teufel das Weihwasser (obwohl das Weihwasser annähernd 0 Kalorien pro 100 Gramm hat), doch mittlerweile weiß man, dass wir ohne Fett ganz schön krank werden können.

Dänemark zählt mit einem Fettanteil von 42 Prozent in der Nahrung zu den Ländern mit dem höchsten Fettkonsum. Dänen sind jedoch nicht als dickes Volk bekannt. Im Vergleich dazu haben es die US-Amerikaner geschafft, den Fettanteil auf 34 Prozent zu senken, doch die Zahl der Übergewichtigen in den USA nimmt zu. Da hilft auch der exzessive Verzehr zuckerfreier Softdrinks nichts, um diese Tatsache runterzuspülen.

Lightprodukte wie »Joghurt-Stachelbeer-Traum light« zeichnen sich durch einen geringeren Fettanteil aus. Allerdings muss ein gehöriges Maß an Kohlenhydraten, namentlich Zucker, dafür sorgen, dass es noch schmeckt. Und da, nach Verordnung, nicht mehr als ein halbes Promille Stachelbeere enthalten sein muss und man davon noch die Stacheln abzieht, bleibt am Ende gezuckerter, fettreduzierter Joghurt übrig.

Allein weniger Fett bedeutet nicht zwangsläufig weniger krank. Auch die berühmte Langzeituntersuchung »Nurses' Health Study«, die an über 80 000 Krankenschwestern durchgeführt wurde, konnte keinen Zusammenhang zwischen dem Verzehr von Fett und der Rate von Herzinfarkten zeigen. Ein fetter Irrtum also.

Jedoch sollte auf die Qualität der Fette Wert gelegt werden, da sind auch die Fettskeptiker einhelliger Meinung. Öle aus Nüssen und Oliven oder ein Alaska-Lachs (von der biologisch-dynamischen Angel) mit seinen Omega-3-Fettsäuren sind allemal besser als die industriell veränderten pflanzlichen Transfettsäuren der Pommes frites, die gemeinsam mit dem Alaska-Lachs in der Tüte serviert werden.

DIÄTWAHNSINN-TIPP
Greifen Sie beim Einkauf zu Low-Fat-Produkten und ignorieren Sie, dass das fehlende Fett durch Zucker aufgefüllt wird.

Leben wir heute den Irrtum von morgen?

Tatsächlich hören sich Ernährungsempfehlungen aus der vergangenen Dekade heute an wie die Ratschläge eines mittelalterlichen Wanderpredigers. Und vermutlich war in seinen Fläschchen auch nicht viel anderes drin als in den modernen Nahrungsergänzungsmitteln. Selbst als Fachkraft ist es kaum möglich, hier auf dem Laufenden zu bleiben, geschweige denn als am Diätwahnsinn interessierter Laie. Die wissenschaftliche Entwicklung verläuft ähnlich rasch und dynamisch wie Börsenkurse. So muss man eigentlich fast schon täglich die aktuellen Ernährungsempfehlungen studieren wie den Dow-Jones-Index, also sozusagen den Ver-Dow-Jones-Index.

Zum Beispiel wurde die stabile Ernährungspyramide, in der die Kohlenhydrate die Basis gebildet haben, in den letzten Jahren ganz schön auf den Kopf gestellt. So wurden etwa in den 1970er-Jahren die Brotscheiben noch schwer und dick heruntergeschnitten. Mit einem dünnen Belag und noch einmal ein Deckel drauf. Quasi ein Vorläufer des Hamburgers. Mit den neueren Erkenntnissen und der Propaganda gegen Kohlenhydrate ist erst mal der Deckel weggeflogen. Die Brote

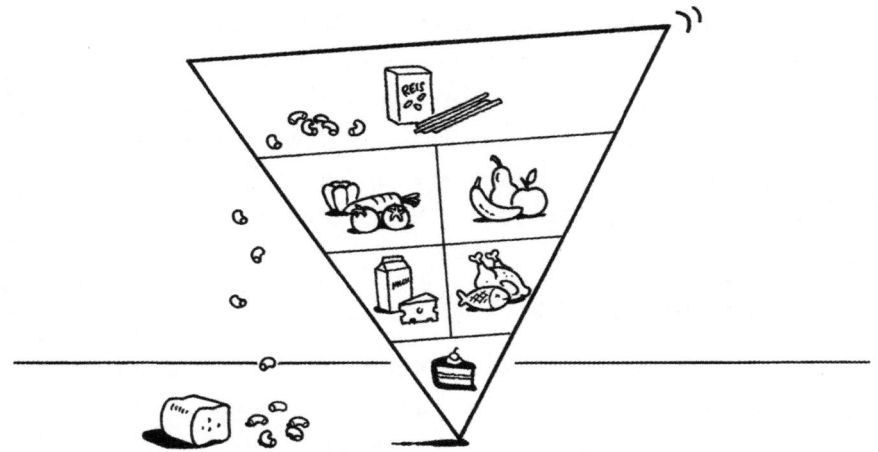

Die Ernährungspyramide ist auf den Kopf gestellt.

sind mutiert und immer leichter und luftiger geworden, verkommen zu hostienartigen Gebilden, die nur mehr Objektträger sind, damit man sich die Finger am Belag nicht fett macht.

Sinngemäß ist dasselbe in der Gastronomie mit den Hauptspeisen passiert. Die 90er-Jahre haben die Zeit des XXL eingeleitet. Die Schnitzel sind plötzlich über den Tellerrand geklappt. Das war der Porzellanindustrie peinlich und sie haben größere Teller produziert. Heimlich, den Herstellern von Geschirrspülgeräten haben sie das nicht weitergesagt. Im Gegenzug sind die Kartoffeln kleiner geworden und zur Garnierung verkommen. Menschen, die auf Diät waren, haben sich gar nicht mehr getraut, die Kartoffeln auch nur anzusehen. Die sind unberührt wieder in die Küche rein – raus – rein – raus – und mehrfach verwendet worden. Vorfahren der Nachhaltigkeit sozusagen. Mittlerweile sind die Portionen wieder kleiner, die Teller haben jedoch noch nicht nachgezogen, sodass sie im Restaurant einfach nur in der Mitte, dort, wo das Essen ist, ein wenig schmutzig aussehen. Der Schwerpunkt liegt auf ausgewogener Kost, die »an« serviert wird, also etwa »Lammkotelett an Rosmarin-Kresse-Schaum und Babykarotten«. Das hat zwei Wirkungen: Zum einen braucht man länger zum Lesen der Speise als zum Essen, zum anderen ist man danach nicht satt. Kohlenhydrate findet man in derartigen Gerichten nur in Spuren. Zum Glück gibt es aber den Brotkorb, über den sich die Gäste hermachen wie die Heuschrecken.

Kalorienzählen

Selbst Menschen, die keine Ahnung von gesunder Ernährung oder Medizin haben, kennen den Begriff der Kalorie (liebevoll umgangssprachlich für Kilokalorie, weil es nach weniger klingt). Damit sind sie jedoch genauso retro wie die Experten, denn bereits 1948 wurde die Kilokalorie zugunsten der internationalen Maßeinheit Joule abgeschafft. Bei beiden handelt sich um die physikalische Maßeinheit für Energie, Arbeit und Wärmemenge, zum Beispiel für den Energieumsatz des Körpers. Eine Kilokalorie ist genau jene Energie, die nötig ist, um einen Liter Wasser um ein Grad Celsius zu erwärmen. Warum man dann mit einer Bonbonniere keinen Hochofen befeuern kann, erschließt sich daraus jedoch nicht.

Das Kalorienzählen ist eine beliebte Breitensportart und wird von der Bevölkerung mit viel Hingabe betrieben. Wobei es zahlreiche Missverständnisse gibt, wenn man da einfach herumrechnet.

So ist Nordic Walking – jener Sport, der sich unter »Spazierengehen mit Stock« weitaus schlechter vermarkten ließe – das ideale Tool zur Bekämpfung von Übergewicht, Diabetes und Bluthochdruck. Bis zu 600 Kalorien pro Stunde verschlingt diese Bewegungsart. Im Vergleich dazu kommt die überaus beliebte Beschäftigung »Liegen auf dem Bett« mit 60 Kalorien eher mager daher. Die Schlussrechnung, mit zehn Stunden »Liegen« käme man auf eine Stunde »Walken«, dürfte allerdings einen Denkfehler beinhalten.

Etwas mehr verbraucht der Durchschnittsmensch beim Fernsehen mit immerhin rund 100 Kalorien die Stunde. Diese Tätigkeit darf jedoch nicht zum »Liegen« addiert werden und ist zudem stark abhängig vom gezeigten Programm.

Für Ärzte klassischerweise von Bedeutung: Beim Golfspielen gehen 460 Kalorien drauf, vorausgesetzt man schleppt sein Zeug selbst. Beim Fahren mit dem Golf sind es jedoch nur 140 Kalorien.

Wer das Nützliche mit dem Angenehmen verbinden möchte, dem sei Sex empfohlen, bei dem 400 Kalorien (aktiv) und 200 Kalorien (passiv) verbraucht werden, was auch immer damit gemeint ist. Und ob die Krankenkassen bereit sind, neben Fitness-Einrichtungen auch Bordelle ins Leistungspaket aufzunehmen, darf bezweifelt werden.

Nicht zuletzt hat der Körper einen gewissen Grundumsatz. Wie das Standgas beim Auto verbrennt er auch etwas, wenn wir fast nichts tun. Letztlich verbrauchen wir sogar beim Essen Kalorien. Immerhin rund 100 Kalorien pro Stunde. Essen wir also Tag und Nacht, so verbrauchen wir 2400 Kalorien. Das entspricht zweieinhalb Stunden Joggen! Aber manchmal ist die graue Theorie einfach nur grau.

Ist eine Kalorie eine Kalorie?

Rein rechnerisch: Ja. Doch diese Rechnung wurde ohne einen lebenden Organismus gemacht. Im Gegensatz zu einer Maschine, wo man oben den Treibstoff reinleert und wo dann unten eine Leistung rauskommt, lässt sich nicht berechnen, was mit dieser Kalorie passiert, die wir uns in flüssiger oder fester Form zuführen. Wie in einer Blackbox verschwindet sie und taucht ganz woanders wieder auf – und sicher nicht dort, wo man sie erwartet. Selbst Ernährungsspezialisten tappen diesbezüglich im Dunkeln. Haben sie doch über Jahrzehnte bilanziert und berechnet, wie groß die Differenz zwischen zugeführter und abgeführter Energie sein muss.

Doch warum landet die eine Kalorie auf der Hüfte, die andere an der Unterseite des Oberarms und die dritte im Klo?

Hierbei spielen mehrere Faktoren eine Rolle. Zum Beispiel ist die Kalorie im Zuckerwürfel nicht die Kalorie im biologisch-dynamisch verpackten Vollkorn-Dinkel-Riegel. Auch arbeitet unser Mikrobiom nach einem uns noch nicht bekannten Prinzip. So kann es sein, dass zwei Personen, die dieselben Speisen verzehren, unterschiedlich stark zunehmen. Aber wer sagt, das Leben wäre gerecht?

Gute Futterverwerter

Jeder Mensch ist einzigartig. Das mag amüsant sein für das Zusammenleben, macht die Sache aber nicht einfacher. Denn wo bei einer Person eine Low-Carb-Diät zu einer massiven Veränderung des Körpers führt, kann sich bei einer anderen Person genau gar nichts tun. Beide haben sich angestrengt. Einer hat Pech gehabt. Selbst wenn beide eine ähnlich große Muskelmasse haben, die ja auch in Ruhe Energie aus dem Nahrungstank saugt, kann es deutliche Abweichungen geben. Das liegt zum einen an den Genen, die bestimmte Stoffwechselprozesse, Hormone und Enzyme determinieren. Da kann man nicht viel dagegen machen, außer seine Ahnen auszutauschen, was jedoch nach der eigenen Zeugung nicht mehr viel Sinn hat. Zum anderen sorgen all die Bakterien, Viren oder Pilze, die unseren Darm bevölkern, dafür, dass wir gut verdauen können und gesund bleiben. Und damit das funktioniert – oder eben auch nicht –, kann man eine Menge tun!

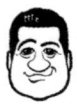 »Use it, or lose it.« – Was für Muskeln, Knochen oder Gehirnzellen gilt, lässt sich auch auf die freundlich gesinnten Mikroben umlegen: »Feed it, if you need it!«

Ronny Tekal

So helfen gut gefütterte Keime bei der Verwertung des Essens mit, schlecht gefütterte hingegen eher weniger. Und die Keime füttern Sie mit dem, was Sie futtern. Sie freuen sich über Ballaststoffe, also Obst, Gemüse und Vollkornprodukte. Und besonders glücklich und gesund sind die Darmbakterien, wenn sie Naturjoghurt und Fermentiertes, wie eingelegtes Gemüse, bekommen.

Wollen Sie aber – immer den Plan des Diätwahnsinns vor dem Auge – ein miserables Mikrobiom anzüchten, dann essen Sie einfach monatelang Fertigpizza. Damit schaffen Sie sich eine Fangemeinde an Junkfood-Keimen im Darm, die bald die Überhand gewinnen und alles andere im Sinn haben, als Nahrung gut zu verwerten. Da kann es schon mal vorkommen, dass Sie bereits nach einer kleinen Schnitte Brot ein Kilo mehr auf den Hüften haben.

DIÄTWAHNSINN-TIPP

Machen Sie sich selbst zum guten Futterverwerter, indem Sie Ihr Mikrobiom ordentlich anfüttern.

Sie möchten sich ganz gegen unseren Rat ein gesundes Mikrobiom anfüttern? Dafür gibt es möglicherweise eine Fastline. Da wir auf der Überholspur des Lebens keine Zeit haben, unsere Darmflora 24/7 wie ein Tamagotchi zu betreuen, stellt sich die Frage, ob es nicht auch einfacher geht, uns zu einem günstigeren Verwerter zu mausern. Tatsächlich gibt es Experimente, die mit Stuhl-Transplantation genau das erreichen. Die Übertragung von Exkrementen dünner Mäuse in den Darm dicker Mäuse führt dazu, dass die dicke Maus dünn wird. Ein Beweis für die Kraft des Mikrobioms. Beim Menschen scheitert diese Methode allerdings daran, dass sie nicht wie die armen Nagetiere unter Laborbedingungen leben und aus Gewohnheit einfach so weiteressen

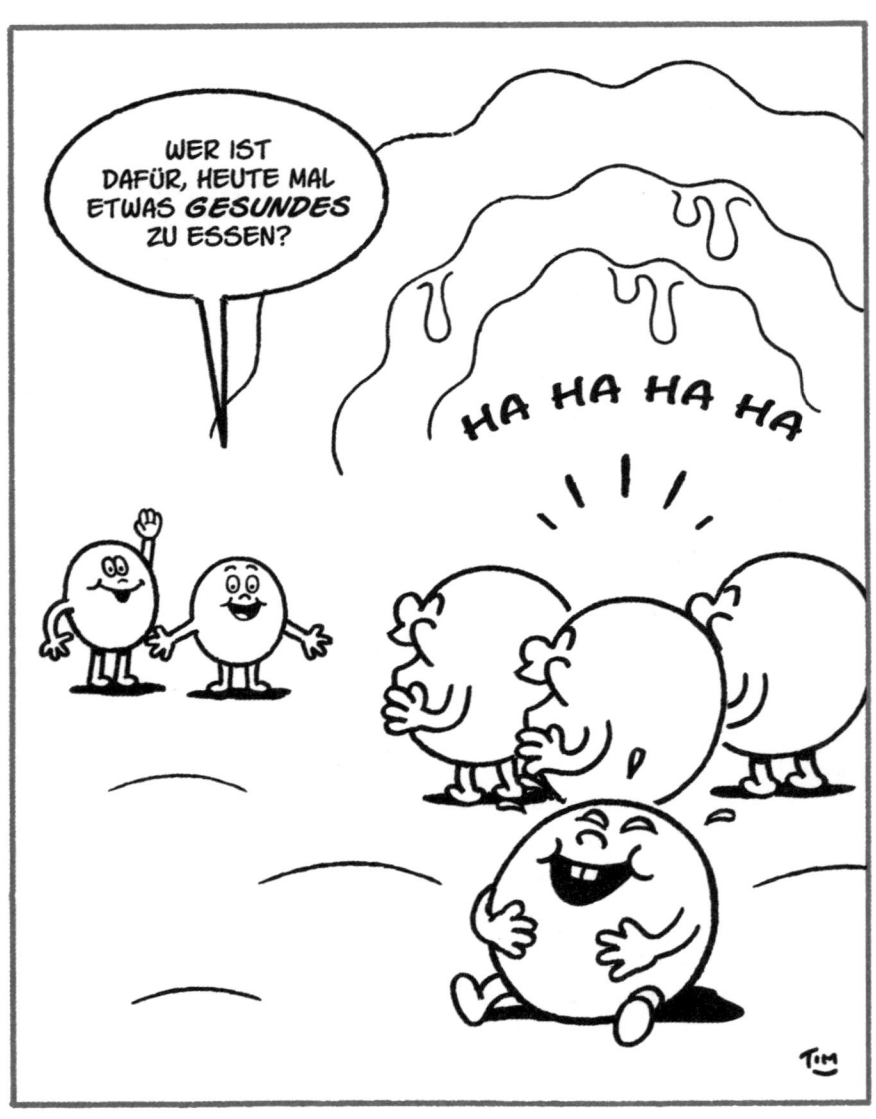

Demokratie im Darm

wie immer. Setzt man sie jedoch in einen Laborkäfig und überlässt die kontrollierte Fütterung einem Forscher, wird es funktionieren. Bis sie wieder hinaus in die freie Wildbahn dürfen und auf dem Weg nach Hause zur Belohnung beim ersten Drive-in vorbeischauen.

Jeder Mensch verbrennt die zugeführten Brennstoffe in unterschiedlichem Ausmaß. Bevor Sie sich jedoch über die Ungerechtigkeit des Universums beklagen, sollten Sie anerkennen, dass sich dieser Unterscheid in der Futterverwertung auch in einem Individuum zeigt.

Je nach Zusammensetzung der Darmbevölkerung (und Zusammensetzung des Kühlschrankinhalts) legen wir mal mehr, mal weniger zu. In Stresszeiten anders als in Mußestunden, im Sommer anders als im Winter, am Morgen anders als am Abend. Und natürlich auch im Laufe des Lebens: Konnten wir als Jugendliche noch zwei Familienpizzen vertilgen, ohne zuzulegen, genügt später bereits ein halbes Pizzastück, um die Diätanstrengungen von einer Woche zunichte zu machen.

Hilfe durch Apps

Wenn wir in das Alter kommen, in dem wir auf unsere Ernährung achten und uns für Inhaltsstoffe und Nährwertangaben zu interessieren beginnen, hat leider meist unsere Sehkraft derart abgenommen, dass wir die kleinstgedruckten Hinweise auf den Produktverpackungen nicht mehr lesen können. Zum Glück gibt es schlaue technische Geräte.

So gelten Smartphones mittlerweile nicht nur als Übergewichts-Trigger, sondern auch als wertvolle Unterstützer im Kampf gegen das Dickwerden. Smarte Fitness-Apps, die als moderne Schrittzähler fungieren, erkennen am Bewegungsmuster, ob man zu Fuß geht, mit dem Fahrrad oder dem Auto unterwegs ist. Das ist überaus praktisch, wenn man vergessen hat, was man gerade tut. Natürlich sind die Dinger einfältig wie ein Stück Holz, denn mit ein wenig Übung im Austricksen der Technik schafft man selbst auf der Couch die geforderten 10 000 Schritte oder auf dem Klo 20 Liegestütze.

Nun sind sogar Apps auf dem Markt, die Lebensmittel erkennen und deren Kaloriengehalt anzeigen. Wir haben ein solch praktisches Tool für Sie ausprobiert und eine Banane fotografiert, die tatsächlich als solche erkannt wurde. Auch Kaffee war für die App kein Problem, selbst die Milch darin wurde entdeckt. Dass das Programm einen Schuh als »Butterkeks, 132 kcal« identifizierte, weist jedoch auf Verbesserungspotenzial hin.

Solange die Apps nur als zahnlose Ratgeber fungieren, wird sich das Verhalten vermutlich kaum ändern. Man darf gespannt sein auf Entwicklungen, die eine abfotografierte hochkalorische Kost an einen kleinen Elektroschock für den User koppelt. Tatsächlich hat es vor ein paar Jahren ein Fitness-Armband, das bewegungsunwilligen Individuen einen 150-Volt-Schlag ans Handgelenk verpasst, in den Handel geschafft. Das Teil kann die Benutzer tatsächlich motivieren – oder in eine Angststörung treiben. Und letztlich lässt sich so ein Device auch austricksen, indem man die Schockelektrode um das Handgelenk des Lebenspartners legt. So muss man die eigenen Verfehlungen zumindest nicht selbst ausbaden.

Die schönste Nebensache der Welt

Man sollte dem Essen nicht allzu viel Raum geben. Immerhin gibt es noch andere nette Beschäftigungen, wie Sex oder Fallschirmspringen. Dieser Auffassung scheinen auch all jene zu sein, die die Nahrungsaufnahme mittlerweile zur schönsten Nebensache der Welt machen. Und zwar im wahrsten Sinn des Wortes: Eine Studie, die vor ein paar Jahren von einem Tiefkühlkost-Unternehmen in Auftrag gegeben wurde, zeigte, dass 45 Prozent aller Deutschen nicht am Esstisch

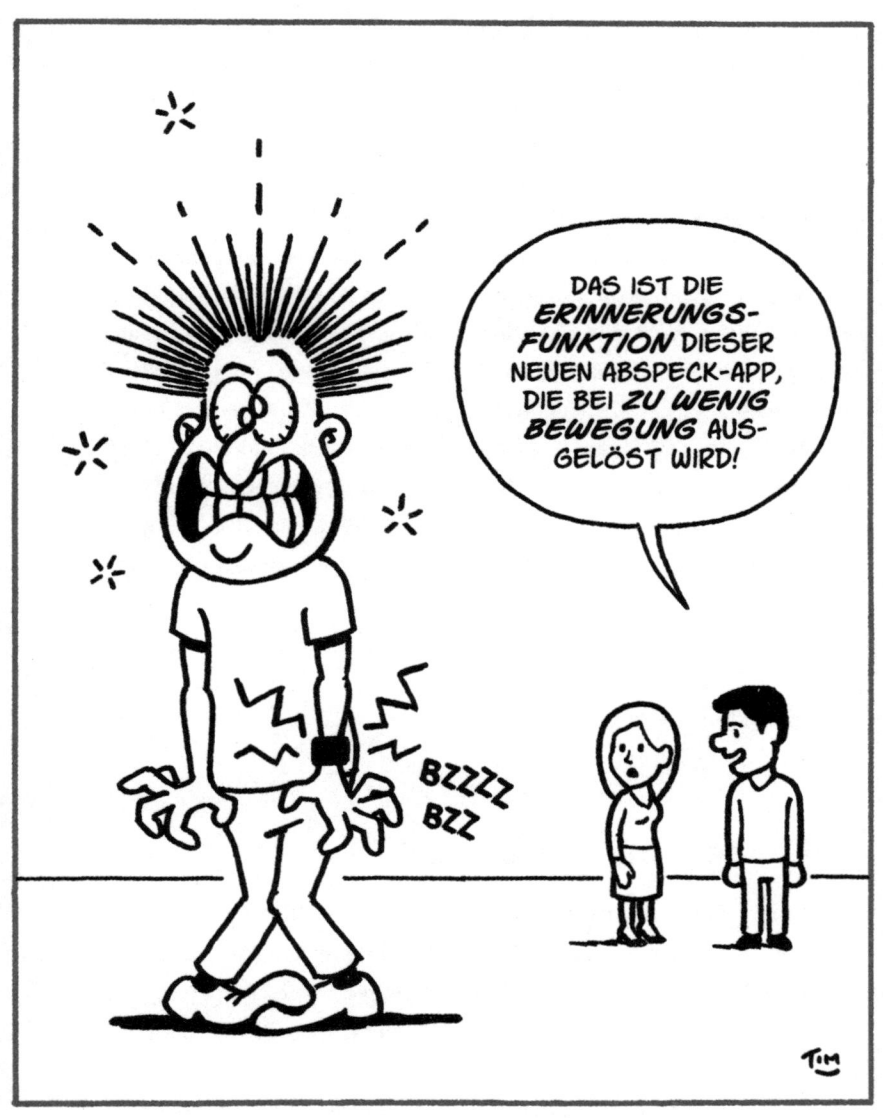

speisen, sondern begleitend zu anderen Tätigkeiten. Meist vor dem
PC, Laptop oder Fernseher, auch im Stehen vor dem Kühlschrank
oder unterwegs beim Gehen, im Auto oder im Bus und – immerhin
4 Prozent – auf dem Fahrrad.

An sich kein Problem, sofern man beim Filetieren des Fisches am
Steuer eines Fahrzeugs nicht ins Schleudern gerät. Dennoch macht es
einen Unterschied, ob wir uns bewusst auf eine Mahlzeit einlassen
oder nicht einmal bemerken, dass wir beim Workout nebenher drei
Burger verdrückt haben. Auch hier ist eine Kalorie nicht eine Kalorie,
denn nebenbei zu essen macht dick. Zum einen, weil man die Sätti-
gungssignale des Körpers nicht wahrnimmt, zum anderen, weil man
das Kauen vergisst und es auch nicht immer die gesündesten Nahrungsmittel sind, die man sich in der Kebab-Bude nebenan im Vorbeigehen besorgt. Bewusstes Essen, also Slow Food, macht auch Slow
Kauing und Slow Verdauing. Aber wer hat schon Zeit dafür?

DIÄTWAHNSINN-TIPP

Sehen Sie Essen als schönste Nebenbeschäftigung der Welt an
und essen Sie nebenbei!

Kauen wird überbewertet

Kennen Sie den als weise geltenden Satz: »Feste Nahrung soll man
trinken, flüssige Nahrung soll man essen«? Ignorieren Sie ihn und
betrachten Sie ihn als Beschäftigungstherapie für beschäftigungslose
Nerds. Wie zum Teufel soll man einen Liter trockene Chips zum
Durstlöschen verwenden …?

Trainieren Sie das Schlucken und Schlingern von immer größeren
Bissen. Kauen wird schließlich überbewertet. Beschleunigen Sie den
Essakt durch Festklammern an das Besteck, großzügige Schnitte und

beherzte Spülschlucke. Erst wenn Sie für Ihr Schnitzel weniger Zeit brauchen (injaculatio praecox) als für Ihren vorzeitigen Samenerguss (ejaculatio praecox), gehören Sie zu den quicken Fast-Food-Menschen, die uns gerade noch gefehlt haben.

Man kann es uns ja nicht verdenken. Die Zeit zum Essen ist meist zeitlich stark begrenzt, wir müssen schließlich den Bus erreichen, den frühen Nachmittagstermin wahrnehmen oder pünktlich zum Beginn des Films im Kino sitzen. Da bleibt für das Kauen nicht viel Zeit. Zudem ist die Nahrungsaufnahme mit zahlreichen erzieherischen Vorgaben kontaminiert. Umso schwieriger, den goldenen Mittelweg zu finden, der sich irgendwo zwischen den bekannten Maßregelungen »Kau nicht mit offenem Mund!« und »Schling nicht alles so runter!« befindet.

Hungriges Blut

Kernstück jedes Diät- und Abspeckprogramms ist die geschickte Nutzung des schwankenden Blutzuckerspiegels. Unser typisches Semmel-Marmelade-Frühstück, im gut sortierten Fachhandel für 1,90 Euro zu haben, leistet etwas ganz Besonderes: rasche Sättigung und eine neuerliche Hungermeldung nach rund 90 Minuten.

Seien Sie ein wenig kreativ, es gibt genügend Nahrungsmittel, die ebenfalls helfen, nach kürzester Zeit wieder Heißhunger zu entwickeln: ein im Zuckerguss ertrinkendes Plunderstück, ein Toast, weiß wie die Haut von Schneewittchen und geschützt von einer dicken Schicht Nutella, das bekanntlich einen Lichtschutzfaktor von 9,7 hat, dazu ein üppig gezuckerter Kaffee oder ein Glas Orangensaft sind nur ein paar Anregungen.

Wird das Frühstück auch noch elegant im Vorbeigehen hinuntergewürgt, den Blick aufs Smartphone gerichtet, den Coffee-to-go in der Hand balancierend, dann haben Sie die wunderbare Gelegenheit, sich neben dem Körperfett auch einen Herzinfarkt zu organisieren.

Eine mangelnde Kinderstube kann man wohlgenährten Personen selten vorwerfen. Essen sie doch meist alles brav auf und lockern lieber die beengte Kleidung, als den Gastgeber vor den Kopf zu stoßen (Hose mit V-Ausschnitt).

Krampfhaft Dünne zeigen indes ein seltsames Essverhalten: Sie beißen und kauen sich bis zur Hälfte durch, werden langsamer und beenden das Essen, obwohl noch etwas auf dem Teller liegt. Dieser unhöfliche Interruptus kann Übergewichtigen und denen, die es bleiben wollen, nicht passieren.

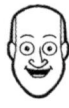 **Die wahre Sättigung ist nicht das Verschwinden des Hungers, sondern das leise Aufsteigen von Unbehagen und Völlegefühl.**

Bernhard Ludwig

Käse schließt den Magen, aber Salzgebäck und kleine Süßigkeiten finden immer noch Platz, selbst in einem gut gefüllten Gastrointestinaltrakt. Faszinierend der Trick der Haubenköche, mit einem süßen Zwischengang den Gaumen neu zu öffnen. Führen Sie deshalb ständig Zucker und Schokoladenkonfekt mit sich, um auch bei bodenständigen Gelagen das Weiteressen zu ermöglichen. Genial ist auch, sich das Beste für den Schluss aufzuheben, vor allem dann, wenn man sich zuvor durch einen Berg ungeliebter Dinge futtern musste. So koppelt man geschickt jedes Salatblatt an eine Cremeschnitte und verhindert damit auch langfristig, Grünzeug als vollwertige Nahrung zu sehen. Es gibt zahllose Möglichkeiten, wie Sie den Sättigungspunkt wunderbar weit hinausschieben können.

Psychologische Kriegsführung

Das ist die einfachste Übung:
einfach an etwas, das man haben will,
nicht zu denken!

Bernhard Ludwig

SCHWARZE PSYCHOLOGIE

Seit der Mensch die Psychologie erfunden hat, leidet er darunter. War es doch in vergangenen Zeiten so viel einfacher, Dinge zu erklären: Naturkatastrophen, Krankheiten und göttliche Strafen aufgrund unreiner Gedanken sorgten dafür, dass es einem körperlich schlecht ging. Und war man seelisch von der Rolle, so half ein einfacher Exorzist, das Böse aus einem herauszuprügeln.

Nun werden wir mit Begriffen wie »Eigenverantwortung« oder »innere Kraft« konfrontiert, die nahelegen, dass wir unser Leben selbst in der Hand haben, frei entscheiden können, welchen Weg wir einschlagen und vor allem, welche Bedeutung wir bestimmten Dingen beimessen. Das stresst, denn das bedeutet: Wir müssen uns mit uns selbst auseinandersetzen, was ziemlich anstrengend ist. Oder – um den Wiener Psychiater Viktor Frankl zu zitieren: »Man muss sich von sich selbst nicht alles gefallen lassen.« Man kann aber auch schwarze Psychologie einsetzen. Und die modernen Erkenntnisse dazu nutzen, sich selbst und die lieben Mitmenschen fertigzumachen.

PARTNERSPIELE ZUM DIÄTWAHNSINN

Auf- und Abspecken ist ein herzerfrischender Dauerbrenner im Partner-kampf. Verführen Sie in Phase 1 den Partner zur Fettsucht, in Phase 2 nörgeln Sie über sein Aussehen, seine erotische Ausstrahlung und seine sexuelle Leistungsbereitschaft. Haben Sie sich als Phase 3 einen Abspeckversuch ernörgelt, ändern Sie Ihre Strategie: Gewinnen Sie jede Auseinandersetzung durch den Hinweis auf die hungerbedingte Gereiztheit, verführen Sie zum Diätabbruch durch demonstratives Servieren der Lieblingsfette und betonen Sie, dass das Essen immer-hin das kleinere Übel sei. Nun machen Sie einen Tag Gnadenpause und starten Sie wieder mit Phase 2.

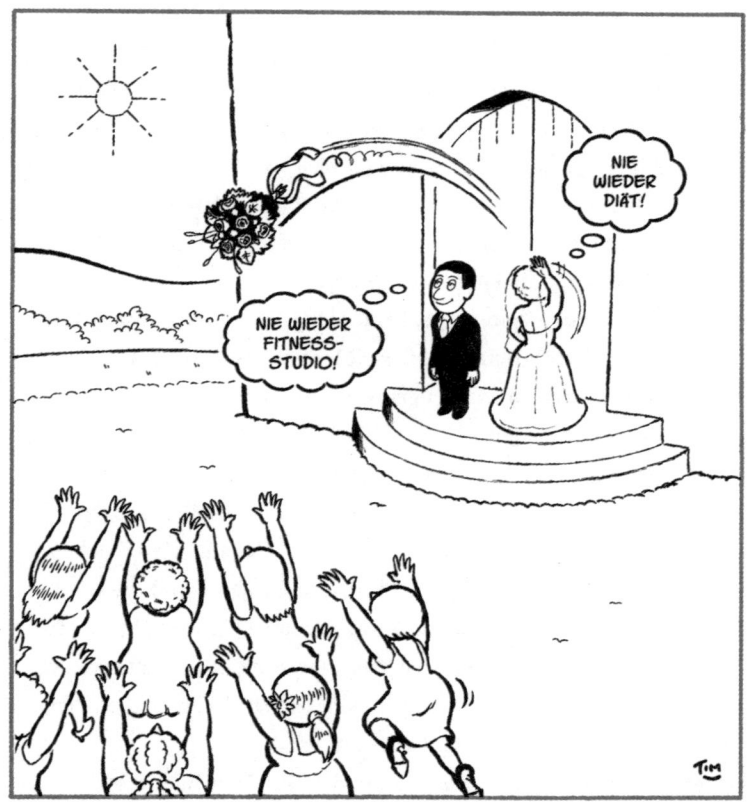

Gesundheitsverlust durch gesunde Erziehung

Es gibt eine Sorge, die die elterliche Panik vor Drogensucht, Alkoholismus oder das Abgleiten in eine Sekte übertrifft: die Angst vor Süßgetränken. Sie sind der Gottseibeiuns eines modernen, gesunden Erziehungsstils, genauso wie das Handy, das zwar weniger Auswirkungen auf den Insulinspiegel haben dürfte, aber sicher dafür verantwortlich zeichnet, wenn die Kinder krank, asozial und verstrahlt werden.

Auch wenn viele Eltern zähneknirschend einsehen müssen, dass einem Kind ohne Anbindung an das Leben von Snapchat oder WhatsApp in der heutigen Gesellschaft wohl oder übel die soziale Ächtung droht, so kann man das von Softdrinks nicht behaupten.
»Dann sollen sie halt Wasser trinken«, wird von so manchem Elternteil ähnlich ungeschickt formuliert wie von Marie Antoinette.
Der aufgebrachte Nachwuchs reagiert mit Liebesentzug und Hungerstreik (außer bei der Nachspeise).
Die vordergründige Wahlmöglichkeit »Magst du als Nachtisch Obst oder Wasser?« wird rasch als plumpe Manipulation entlarvt. Manche Eltern geben sich damit zufrieden, wenn sie wenigstens eine Zitrone in die Cola geben dürfen.
Der Erziehungsberater Jan-Uwe Rogge beschreibt das moderne Szenarium: Eltern, die früher ihre Kinder zum Babysitten bei den Großeltern abgegeben haben, ohne sich groß Gedanken zu machen, geben heute noch zusätzlich eine Flasche Saft mit – damit die Kinder in dieser Zeit ja keine ungesunde Limonaden trinken. So eine vorauseilende Umsicht stresst die Eltern, frustriert die Kinder und verleitet die Großeltern dazu, mit den Enkeln einen Deal abzuschließen, der den geheimen Ausschank von Cola beinhaltet.
So tappt jede Generation aufs Neue in dieselbe Falle hinein: zu glauben, dass Verbote etwas bewirken können, und zu vergessen, wie man als Kind Strategien entwickelt hat, um diese Verbote zu umgehen – selbst wenn einem das erst im Erwachsenenalter gelingt.

DIÄTWAHNSINN-TIPP

Überwachen Sie Ihre Kinder und seien Sie persönlich gekränkt, wenn sie sich an Süßigkeiten zu schaffen machen. Denn wir wissen: Was geheim und mit einer gehörigen Portion schlechtem Gewissen vertilgt wird, setzt besonders rasch an.

Erziehungsspiele zum Diätwahnsinn

Kleinkinder regulieren Hunger, Sättigung und Auswahl ihrer Nahrung wie in der Steinzeit: durch innere Kontrolle. Sie wissen, wann sie Hunger haben, wann sie genug gegessen haben und was sie wirklich brauchen. Dass diese Selbstregulation in der heutigen Zeit eher unpraktisch ist, müssen wir nicht extra betonen. Beginnen Sie daher so früh wie möglich, diesen inneren Mechanismus zu umlaufen und eine Fernsteuerung durch die Umgebung zu installieren.

Gewöhnen Sie Ihre Kinder an die Uhr! Fixe Fütterzeiten und Futtermengen zwingen auch noch so aufsässige Kleinkinder dazu, dann zu essen, wenn etwas da ist, und nicht, wenn sie gerade hungrig sind.

Natürliche Sperrmechanismen der Sättigung kann man durch Verwendung entsprechend gesüßter Industrieprodukte leicht umgehen. »Süß« war jahrtausendelang ein Qualitätsgarant für hochwertige Nahrung und kann daher die interne Regulation ausschalten. Wann immer Ihr Kind schreit, versuchen Sie es zuerst mit etwas Süßem. Langeweile, Ärger und Frustration werden so mit einem einfachen Gegenmittel behandelt, das lebenslänglich leicht verfügbar sein wird. Essen ist die schnellste und praktischste Form der Ersatzbefriedigung.

Um wirklich sicherzugehen, sollte das Training der Fernsteuerung von Hunger und Sättigung über die Pubertät hinaus fortgeführt werden: »Gegessen wird, was auf den Tisch kommt« und »Sitzenbleiben, bis aufgegessen ist« kommen zwar in der modernen Erziehung seltener vor, aber Sie können ja das in Ihrer eigenen Kindheit erlernte Verhalten vorleben und die Reste auf den Tellern der anderen Familienmitglieder aufessen. »Bevor das schlecht wird, soll mir schlecht werden« ist ein passender Slogan dazu, auch wenn die Verknüpfung von Essensresten mit dem Hunger auf der Welt nicht mehr so zieht.

Aus Gründen der Zeitersparnis nutzen Sie die Mahlzeiten für Moralpredigten, Diskussion der Schulnoten und ein bisschen Wirklichkeits-

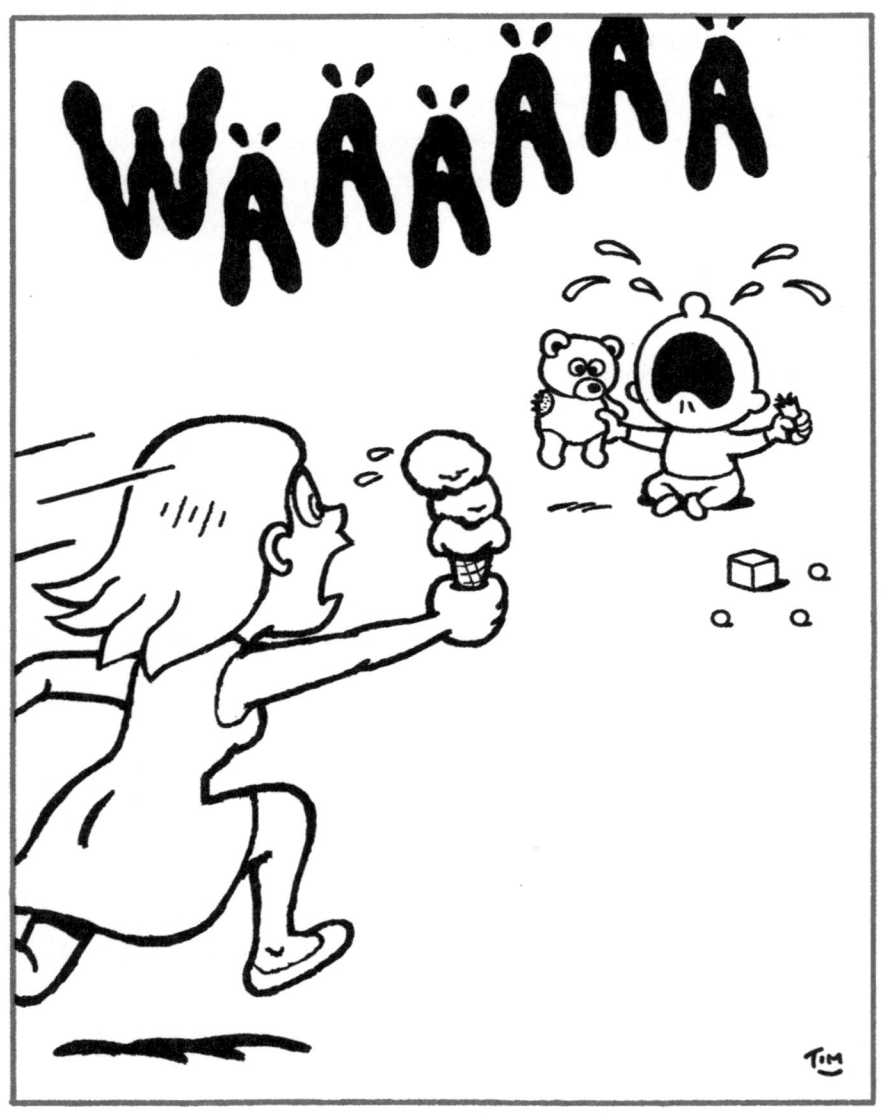

erziehung bei einem handfesten Krach mit dem Lebenspartner. Dann wird sich der Nachwuchs so rasch wie möglich nach der eigenen Essensversorgung umsehen und den Familientisch zusehends meiden, ohne jedoch die bis dahin erhaltenen Ratschläge zu vergessen (siehe Kapitel »Snackification«). Somit haben wir unser Erziehungsziel erreicht, auch der kommenden Generation den Weg in den Diätwahn zu ebnen.

Gute Vorsätze

Eines der bewährtesten Psychospiele, um ein ordentliches Scheitern zu genießen, sind Neujahrsvorsätze, die man im Zustand postweihnachtlicher Überfütterung und neujährlicher Trunkenheit gefasst hat.

Es braucht keine besonderen hellseherischen Fähigkeiten, um bereits zu Beginn des Jahres die guten Vorsätze als völlig überzogen und keineswegs praktikabel zu identifizieren: Wenn man gleichzeitig mit dem Rauchen, dem Trinken und dem Nägelkauen aufhören und sich künftig zweimal täglich statt zweimal jährlich die Zähne putzen möchte, kann es sehr gut sein, dass der eine oder andere Vorsatz gebrochen wird.

Das frustriert, denn selbst wenn die Ziele, die man erreichen wollte, offenkundig zu hoch gesteckt waren, bleibt im Endeffekt das flaue Gefühl des Versagens, sie nicht erreicht zu haben.

Dabei sind wir es selbst, die bestimmen, auf welcher Höhe die Latte liegt. Glücklichere Menschen legen Latten in der Regel niedriger und freuen sich darüber, wenn sie leichtfüßig drüberhopsen. Das mag gegen die Leistungsgesellschaft sprechen, die in guter kirchlicher Tradition die Unzulänglichkeit und die darauffolgende Selbstgeißelung zelebriert. Doch drüberzuhopsen macht nun mal mehr Spaß, als sich drüberzuplagen.

Bei derart vorherprogrammierter Erfolglosigkeit bleibt auch unser Belohnungshormon Dopamin in seinem Versteck, sodass nicht einmal der Versuch Freude bereitet.

Natürlich könnte man all das mit Humor nehmen, als Spiel, doch wir wollen ja unser Ziel, nicht nur übergewichtig zu bleiben, sondern auch unglücklich zu werden, nicht aus den Augen verlieren. Daher ist der nötige Ernst geboten, sodass wir uns spätestens Ende Januar selbst ob unserer Inkonsequenz hassen. Vielen ist daher der drucklose Waldorf-Ansatz, dass man bei einem Rennen auch dann gewonnen hat, wenn man gar nicht mitmacht, zuwider. Wie soll sich die Menschheit weiterentwickeln, wenn auch diejenigen vom Kuchen naschen, die ihn gar nicht gebacken haben? Dass allerdings diejenigen, die stundenlang in der Küche stehen, in der Regel gar kein Kuchenstück bekommen, steht auf einem anderen Blatt.

Gute Nachsätze

Es soll Menschen geben, die hier eine gewisse Lockerheit an den Tag legen. Um von den eigenen Anforderungen nicht überfordert zu werden, legen sie die Latte erst nach erfolgtem Sprung. Sie setzen dabei auf Nachsätze, werfen einen Blick zurück und feiern das Erreichte.

Wer also ein Päckchen Zigaretten pro Tag geraucht hat, kann es als Erfolg verbuchen, immerhin nicht ein Päckchen pro Stunde konsumiert zu haben. Couchpotatoes können den überbordend bewegungsarmen Müßiggang als wertvolle kontemplative Tätigkeit umformulieren. Und all jene, die es wieder mal nicht geschafft haben, die überschüssigen Kilos loszuwerden, können die vordergründige Disziplinlosigkeit als starken Willen gegen das Diktat einer oberflächlichen Gesellschaft umdeuten.

Doch wir wollen unser ehrgeiziges Jahresziel, nicht zu viel Druck rauszunehmen, nicht aus den Augen verlieren. Daher unser Tipp: Nehmen Sie die gebrochenen Vorsätze keinesfalls auf die leichte Schulter und tun Sie Buße!

DIÄTWAHNSINN-TIPP

Starten Sie mit ausreichend unrealistischen Vorsätzen ins neue Jahr und geißeln Sie sich ausgiebig beim zu erwartenden Scheitern.

Die Macht negativer Gedanken

Umfragen zufolge glauben viele dicke Menschen, weniger wert zu sein als ihre dünneren Zeitgenossen. Das ist schon mal der erste Schritt in die richtige Richtung. Denn im Gefühl der Minderwertigkeit steckt eine Menge vorweggenommener Diskriminierungsverdacht.

Kennen Sie Paul Watzlawicks Hammergeschichte über die Macht negativer Gedanken? Sie ist ein wunderbares Beispiel dafür, wie wir die Gedanken und Reaktionen anderer vorwegnehmen und uns in negativen Gedankenspiralen verheddern. Wir zitieren sie hier komplett aus Watzlawicks »Anleitung zum Unglücklichsein«:

Ein Mann will ein Bild aufhängen. Den Nagel hat er, nicht aber den Hammer. Der Nachbar hat einen. Also beschließt unser Mann, hinüberzugehen und ihn auszuborgen. Doch da kommen ihm Zweifel: Was, wenn der Nachbar mir den Hammer nicht leihen will? Gestern schon grüßte er mich nur so flüchtig. Vielleicht war er in Eile. Aber vielleicht war die Eile nur vorgeschützt, und er hat etwas gegen mich. Und was? Ich habe ihm nichts angetan; der bildet sich da etwas ein. Wenn jemand von mir ein Werkzeug borgen wollte, ich gäbe es ihm sofort. Und warum er nicht? Wie kann man einem Mitmenschen einen so einfachen Gefallen abschlagen? Leute wie dieser Kerl vergiften einem das Leben. Und dann bildet er sich noch ein, ich sei auf ihn angewiesen. Bloß weil er einen Hammer hat. Jetzt reicht's mir wirklich. – Und so stürmt er hinüber, läutet, der Nachbar öffnet, doch noch bevor er »Guten Tag« sagen kann, schreit ihn unser Mann an: »Behalten Sie Ihren Hammer, Sie Rüpel!«

Ganz genau auf die Blicke der anderen achten

Diskrimierung ist meist mit Stigmatisierung verknüpft. Aber nicht immer sind die Dinge so, wie sie aussehen. Mitunter ist es Unachtsamkeit oder einfach ein nichtssagender Blick, der dem Betrachteten das Gefühl vermittelt, er würde verachtet.

Beobachten Sie Ihre Mitmenschen genau, damit Ihnen die verächtlichen Blicke, die sich an die Problemzonen heften, nicht entgehen. Im besten Watzlawick'schen Sinn können Sie bereits vor dem Verlassen der Wohnung das Kopfkino in Cinemascope einschalten und all die anderen Mitbürger visualisieren, wie sie freudig durch die Gegend streifen, auf der Jagd nach fremdem Hüftspeck. Klar wissen wir, dass der verächtliche Blick mehr mit der blickenden denn mit der angeblickten Person zu tun hat. Doch selbst ein flüchtiger Blick kann ins Mark treffen.

Wir können es schlichtweg nicht glauben, dass beim Gespräch am Imbissstand im Freibad nicht unsere Fettpölsterchen im Zentrum der Aufmerksamkeit stehen. Zwar betrachten Sie selbst interessiert fremde Figuren, Hautpartien, Frisuren, Badekostüme, Tätowierungen, Piercings, Speckfalten, Glatzen, X-Beine, Sixpacks oder Rückenhaare. Aber irgendwo muss man ja hinschauen.

DIÄTWAHNSINN-TIPP

Erwarten Sie von Ihren Mitmenschen durch die Bank, verachtet zu werden. Sie werden überrascht sein, wie sehr Sie sich bestätigt fühlen.

WICHTIGE GLAUBENSSÄTZE

> Glauben Sie ja nicht, dass Gewicht und Selbstwertgefühl zwei unterschiedliche Dinge sind.

> Beginnen Sie Sätze mit »Ich bin zu dick, um ...« und beenden Sie sie mit »... einen Partner zu finden«, »... schöne Kleider anzuziehen« oder »... auf dem Cover des ›Rolling Stone‹ zu landen«.

> Bemühen Sie sich, Dinge auszublenden, die Sie ausmachen. Sätze, die mit »Ich bin ein netter Mensch ...«, »Ich habe etwas auf dem Kasten ...« oder »Ich kann Schillers ›Glocke‹ rezitieren ...« beginnen, beenden Sie immer mit »... aber ich bin leider zu dick«.

> Verhalten Sie sich genau so wie all jene Personen, denen Sie vorwerfen, besonders missgünstig zu sein. Wenn Sie zum Beispiel einen Menschen kennenlernen, der lustig und interessant ist, sagen Sie zu sich: Mit so einem Taillenumfang sollte man nicht unterhaltsam sein!

Sich beschimpfen lassen

Einer der besten Wege zum Diätwahnsinn, ohne selbst etwas dafür tun zu müssen, ist, sich von anderen beschimpfen zu lassen. Der Kreativität sind hier keine Grenzen gesetzt. Je beleidigender, desto besser. Besonders fies können Menschen sein, die warum auch immer jemanden brauchen, an dem sie ihre angestauten Aggressionen loswerden können. Oder Menschen, die gerade eine Diät machen. Manchmal sind es auch wohlmeidende Mitmenschen, die sich den Kopf für Sie zerbrechen, wie es Ihnen besser gehen könnte. Das mag von der Grundintention besser sein, am Ergebnis ändert sich jedoch kaum etwas: »Die Hose sitzt inzwischen ganz schön eng. Vielleicht solltest du ein paar Kilo abnehmen!« Darauf wären wir nicht selbst gekommen. Dieser Rat fällt unter die Kategorie »Das Gegenteil von gut ist nicht böse, sondern gut gemeint!«

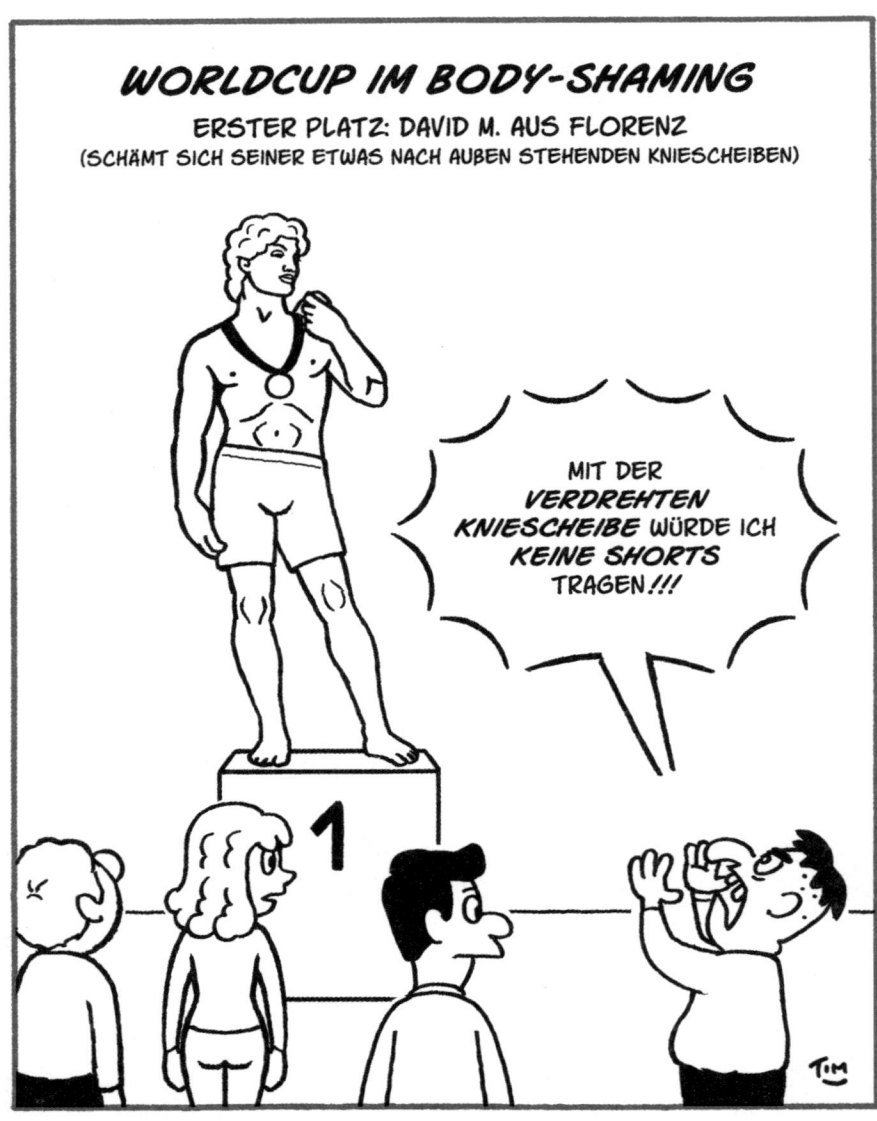

Die Profis schließlich schimpfen aus beruflichen Gründen – oder sie empfehlen eindringlich, was nicht immer voneinander zu unterscheiden ist. Hier steht zwar weniger die Demütigung im Vordergrund, sondern der pädagogische Wert der Ermahnung, quasi der Klaps auf den Hinterkopf: »Wenn Sie nicht abnehmen, werden Sie elendiglich an einer Herz-Kreislauf-Erkrankung versterben.« Da wünscht man sich doch lieber eine Beleidigung, die man auch kommen sieht.

Zum Glück sind wir moderner geworden und brauchen für Belehrungen heutzutage keine Ärzte und Therapeuten mehr. Mit Apps geht das viel einfacher. Zum Beispiel »Carrot-Hunger« ist ein Programm fürs Handy, das den User fertig macht, wenn er schwächelt. Die Ernährungs-App kennt kein Pardon, nennt die Benutzer gerne auch mal »Disgusting Fat Avatar!« und fragt nach, ob man wirklich vorhat, das alles zu essen und damit den Fett-Rekord zu sprengen. Im Prinzip also wie ein ganz normaler Lebenspartner.

Der innere Schweinehund

Wer seinen Lebensstil ändern will, muss damit rechnen, dass sich der innere Schweinehund überaus eloquent zu Wort meldet. Geht es darum, Gewohnheiten fallen zu lassen, so steht er den begabtesten Demagogen der Welt um nichts nach, selbst wenn seine Argumente dürftig sind (»Laut einer ›Lancet‹-Studie sollen Chips und ein gewisses Maß an Bauchfett das Leben verlängern«).

Doch auch wenn viele Ernährungsprofis gerne mit dem Bild des inneren Schweinehundes, als Allegorie der Willensschwäche, arbeiten, finden wir den Gedanken an ein zerberusartiges Wesen, mit dem man mühsame Kämpfe ausfechten muss, befremdlich. In einer Zeit, in der man ohnehin nicht viel auf die Reihe kriegt und eigentlich nur nach vielen rasch verfügbaren Kohlenhydraten lechzt, soll man auch noch mit einem übermächtigen Gegner in den Ring steigen – das lässt

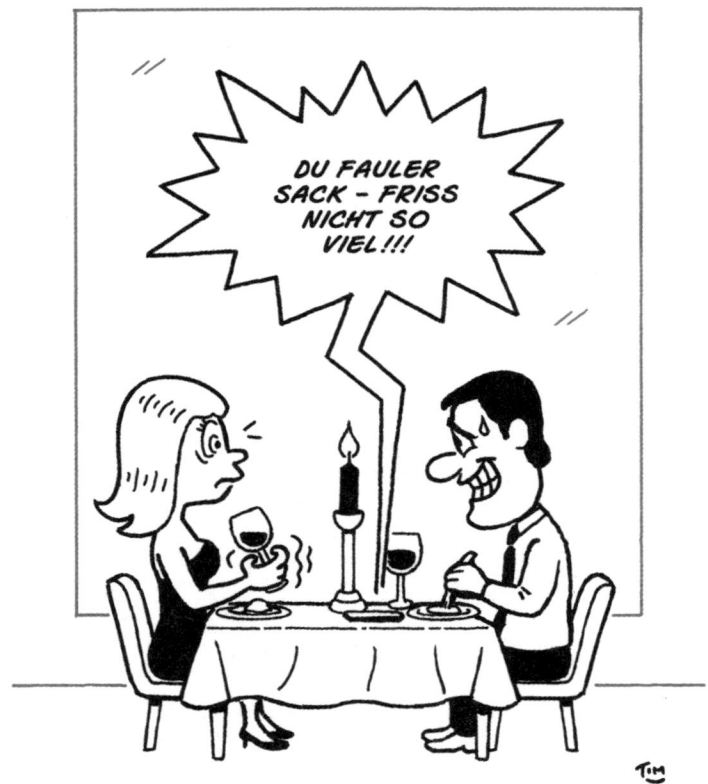

jedwede Motivation schwinden und einen schnell einknicken. Am Ende darf der Hund fressen, auf den Teppich pinkeln und im Bett liegen, während man selbst mit schlechtem Gewissen und miesem Nachgeschmack, wieder einmal den Kürzeren gezogen zu haben, auf dem Boden schläft.

DIÄTWAHNSINN-TIPP

Wenn das Leben Sie wieder mal so richtig gebeutelt hat, ist es der beste Zeitpunkt, sich dem inneren Schweinehund zu stellen.

Auch wenn viele der durchaus sehenswerten Motivationstrainer und Ernährungs-Coaches bemüht sind, das Bild zu modifizieren, dem Hund einen Namen zu verpassen, mit ihm Gassi zu gehen oder das Tier auf die Hundeschule zu schicken: Nicht jeder möchte ein solches Haustier, um das er sich kümmern muss. Manche haben Angst vor Hunden und einige sogar eine Tierhaarallergie. Dann wird es ungemütlich im eigenen Körper.

Es gäbe natürlich auch eine andere Möglichkeit: das starke Verlangen nach einer Suchtbefriedigung in einem früheren Anteil von sich selbst zu finden. Ein jüngeres Ich, das in vergangenen Zeiten durchaus aus guten Gründen Essen, Trinken oder Rauchen erfolgreich als Bewältigungsstrategie angewendet hat. Zur Entspannung, um cool zu sein, um dazuzugehören oder auch zum Trost, wenn die Kränkungen durch Mobbing oder eine allzu unwirtliche Welt mit einem genussvollen Biss in die Schokolade ein wenig abgemildert werden konnten. Diesem früheren Ich können Sie dankbar sein, denn es hat Sie durch schwierige Phasen gebracht.

Da das Ich von heute ganz andere Ansprüche und Vorstellungen vom Leben hat, können Sie mit ihm in einen freundlichen Dialog treten. Sie sind eben ein wenig fortschrittlicher geworden und können so beiden Anteilen gerecht werden. Kein Kampf, kein Ringen, kein Knechten eines inneren Schweinehundes und kein Gefühl des Versagens, wenn es nicht gelingt. Sondern ein respektvoller, liebevoller Dialog auf Augenhöhe. Der Nachteil für unseren Diätwahnsinn: Es fühlt sich gut an, festzustellen, dass man keinen einsamen und aussichtslosen Kampf mit einem unberechenbaren Wesen im Inneren zu führen hat, sondern dass man – im besten Sinne einer gespaltenen Persönlichkeit – gar nicht alleine ist, sondern mit sich gemeinsam einen guten Kompromiss finden kann, der alle zufriedenstellt.

Bleiben Sie also lieber im Clinch mit Ihrem inneren Schweinehund und fühlen sich regelmäßig als Versager.

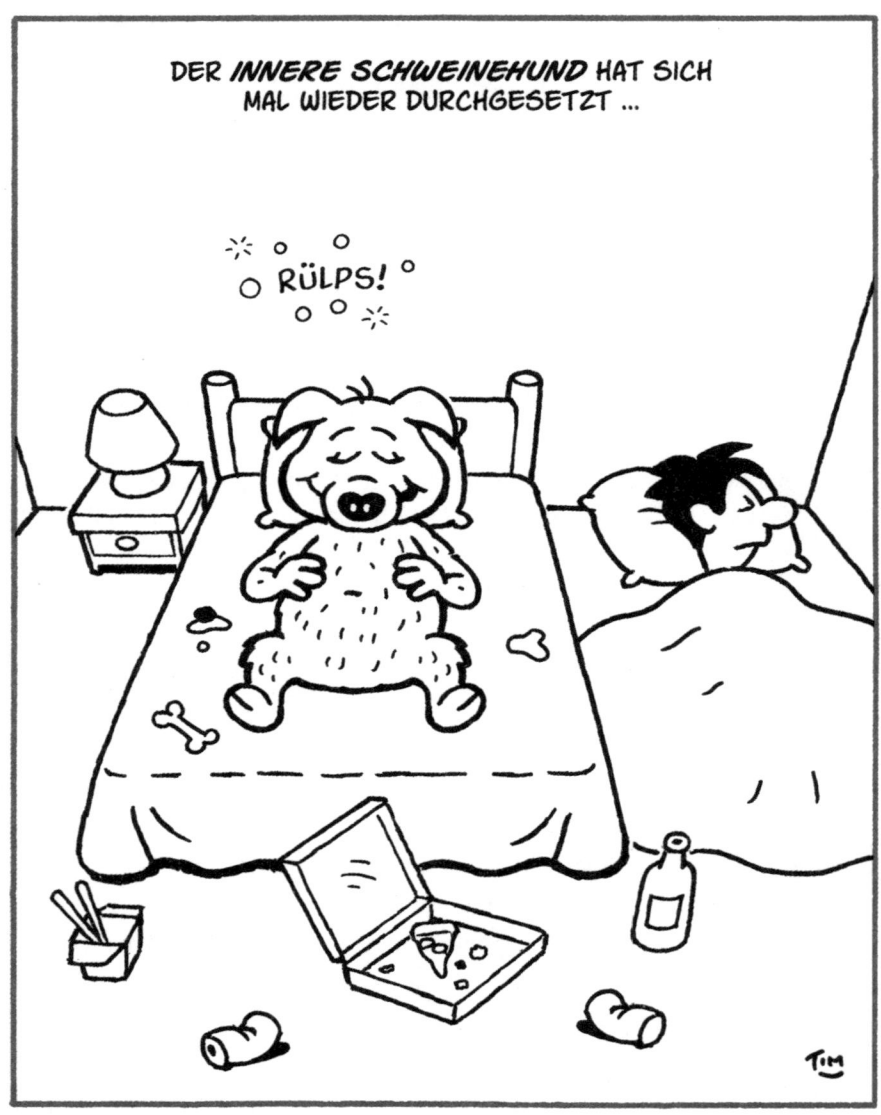

ESSEN, UM ZU LEBEN – LEBEN, UM ZU ESSEN

Essen wird gerne als »Sex des Alters« bezeichnet. Doch kann Essen tatsächlich so glücklich machen wie ein gelungener Geschlechtsakt? Oder kommt umgekehrt der beste Orgasmus nicht einmal annähernd an ein Stück Schwarzwälder Kirschtorte ran? Zugegeben: Beides kann sowohl Freude als auch ein schlechtes Gewissen danach bereiten. Der Philosoph Wilhelm Schmid beschreibt das »Glück der Fülle«, und damit ist nicht nur der volle Teller gemeint, sondern auch der leere. Das gute Essen und das schlechte. Der fantastische Sex und der unterdurchschnittliche. Genau diese große Bandbreite scheint es auszumachen, dass wir uns lebendig und glücklich fühlen. Aber genau das wollen wir ja vermeiden.

Essen beruhigt

»Essen beruhigt!« – Ein simples Naturgesetz, das immer noch an vielen Managern spurlos vorübergeht. Sie verlieren wertvolle Zeit mit komplizierten Entspannungstechniken und Time-Management-Seminaren, wo doch etwas Fast Food Zeit und Kilos sparen würde! Als berufstätiger Mensch von heute haben Sie daher zwei vordringliche Trainingsziele:

1. Setzen Sie Essen als einziges Sofortmittel gegen Unlust und Frust ein.
2. Zerstören Sie die natürliche Sperre, Stress und Essen zu kombinieren.

Lassen Sie sich dabei nicht irritieren, wenn Sie keinen Speichelfluss vor dem Essen haben, weil Ihr restlicher Verdauungstrakt noch nicht

75

bereit ist. Vor allem mithilfe von Alkohol sollte die Kombination Stress und Essen immer attraktiver werden.

Wenn man Nahrung sieht oder riecht und gerade entspannt und hungrig ist, zeigt Speichelfluss Essbereitschaft. Das ist normal und sinnvoll und wir haben (dank Hormonen wie Ghrelin – siehe Kapitel »Wissen macht schlank – kleine Hormonkunde«) Appetit zur richtigen Zeit, nämlich dann, wenn wir Hunger haben und etwas zu essen da ist.

Sie müssen diese Gegebenheit der Natur aber nicht so ohne Weiteres hinnehmen. Lernen Sie, auch mit trockenem Mund zu essen! Vor allem mit kalorienhaltigen Flüssigkeiten als Gleitmittel geht das mit der Zeit immer besser.

Vielleicht gelingt Ihnen auch ein kleines Konditionierungsexperiment: Koppeln Sie Fernsehen und Essen so lange, bis nicht nur ein indonesischer Reistopf in der Jamie-Oliver-Kochshow den Speichelfluss in Gang setzt, sondern auch ein indonesisches Erdbeben in den Abendnachrichten.

Connecting everything with Futter

Die Welt ist überaus komplex geworden, viele Dinge sind miteinander verknüpft und jede kleinste Veränderung in Teilbereichen dieses filigranen Systems bewirkt Änderungen an irgendeiner anderen Stelle im System. Man kann es auch etwas profaner ausdrücken, so wie die deutsche Fußballtrainer-Legende Dettmar Cramer: »Es hängt alles irgendwo zusammen. Sie können am Hintern ein Haar ausreißen, dann tränt das Auge!«

Finden sich keine offensichtlichen Zusammenhänge, so kann man sie durch geschickte Verknüpfung herstellen. Einen besonders guten Ankerpunkt liefern dabei Gewohnheiten.

Gegen die Macht der Gewohnheit haben wir kaum eine Chance. Positiv formuliert sind sie treue Gefährten, die uns ein Leben lang verlässlich begleiten. Die negativen Seiten sind hinlänglich bekannt. Dennoch sind sie weitgehend erworben und wir haben alle im Laufe unseres Lebens mal gute, mal weniger gute Gewohnheiten gesammelt. Gerade beim Suchtverhalten sind Gewohnheiten sehr nützlich: Die »Zigarette danach«, der »Schnaps am Gipfel« oder die »Nase Koks vor dem ersten Akkord« sind gute Beispiele dafür, wie man ganz einfach nur zwei Dinge miteinander verknüpfen muss. Es ist die beste Variante, um neue Verhaltensweisen fix in unseren Alltag zu integrieren und zur Gewohnheit werden zu lassen. So erkennen wir, wie stark die Nahrungsaufnahme in unserem Alltag mit ganz unterschiedlichen Tätigkeiten assoziiert ist. Hier eine kleine Auswahl:

- Einkehrschwung in der Skihütte: Germknödel
- Arztbesuch: das Bonbon danach
- Zahnarztbesuch: das Eis danach
- Fitness-Center-Besuch: Elektrolyt-Getränkebar danach
- Urlaubsfahrt: Raststation 1 mit dieser guten Nusstorte
- Urlaubsfahrt: Raststation 2 mit diesen guten Grillwürstchen
- Urlaubsfahrt: Raststation 3 mit dieser guten Grill-Nusstorte
- Kino: Popcorn (im Kübel, bei Überlänge zwei Kübel)
- Live-Fußballspiel im Stadion: Bier
- TV-Fußballspiel zu Hause: Bier
- Selbst Fußball spielen: Bier
- Kinderfußballtraining: Bier in der Kantine
- Hotelbar: Gratisnüsse
- Arbeitsweg–Hinfahrt: Double Whipped Cream Choco Caramel Cappuccino X Large to Go
- Arbeitsweg–Heimfahrt: Double Whipped Cream Choco Caramel Cappuccino X Large to Go (koffeinfrei)
- Diät-Camp: Die guten Brezen im Lokal neben der Kuranstalt

Erst die Verknüpfung macht die Tätigkeit zu einem vollwertigen Erlebnis. Sind der Snackautomat im Kunstmuseum, die bewirtschaftete Berghütte oder das Buffet im Swinger-Club geschlossen, so sind Museumsbesuch, Erklimmen des Berges und Swingen nur mehr ein schaler Abklatsch des Möglichen.

DIÄTWAHNSINN-TIPP
Verknüpfen Sie jede Tätigkeit mit etwas Essbarem. So kommen Sie satt durch Leben.

Depressionen heranzüchten

Die Experten streiten wieder einmal darüber, was früher da war, die Depression oder das Übergewicht. Mit seinem Übergewicht zu hadern, kann depressiv machen, und Depressionen können durch gieriges Kohlenhydratlechzen zwischen den Mahlzeiten behandelt werden und damit Übergewicht erzeugen. Die Kohlenhydrate bewirken im Gehirn die Ausschüttung von Neurotransmittern, etwa Serotonin. Ein Antidepressivum kann das gleiche Kunststück ohne Kohlenhydrate und täuscht damit das Gehirn. Wer nun auf die famose Idee kommt, Psychopharmaka auf seinen Pudding zu streuen, sei an das Kapitel »Medikamente als Abnehmbooster« verwiesen. Selbst ist der Depressive, heißt unsere Devise: Behandeln Sie sich in Eigenregie mit ein paar tausend Gramm Schweizer Schokolade. Der kurzfristige Effekt wird Sie in Staunen versetzen. Den langfristigen können Sie sich denken.
Wenn Sie aber zufrieden und glücklich sind, so haben Sie durchaus Möglichkeiten, ihre Depression selbst zu züchten: Kultivieren Sie Ihre negativen Selbstgespräche, nörgeln Sie formelhaft über Ihren Körper, Ihren Partner, den Körper Ihres Partners, Ihren Chef im Besonderen

und die Weltsituation im Allgemeinen. Entscheidend ist die hundert-
fache Wiederholung, wenn das Ganze im Gehirn wirksam werden soll.
Die Wissenschaft hat herausgefunden, dass das Gehirn kein starres
Gebilde ist, sondern dass wir die Möglichkeit haben, es plastisch zu
verändern. Es ist also nie zu spät, seinem zentralen Nervensystem
schlechte Gewohnheiten beizubringen. Irgendwann geht das ganz
von selbst.

Den Kummerspeck hegen

Stress, Ärger und Langeweile lassen sich rasch mit Essen, mit Alkohol
oder mit einer Kombination von beidem behandeln. Nur Übung
macht den Meister, um die wirksamste Dosis zu finden. Wenn Ihr
Leben langweilig und einsam ist, kultivieren Sie das Essen zum Zeit-
vertreib für den ganzen Tag. Konzentrieren Sie sich dabei auf Kochen,
Essen und Trinken. Gleichgesinnte finden Sie in jedem Lokal an der
Ecke und Sie sparen sich dabei sowohl den Anblick schöner Menschen
in den Fitnessstudios als auch die aufmunternden Sprüche in den
Selbsthilfegruppen. Haben Sie hingegen viel zu tun und unangenehme
Dinge zu erledigen, können Sie diese mit einiger Übung durch häufige
kleine Koch- und Esspausen bis in die allerletzten Abendstunden
schieben.
Radikale Psychologen, die Probleme lieber bei der Wurzel packen,
meiden Sie einfach. Entspannungstechniken, Paartherapie, Selbst-
behauptungstraining oder gar ein Sexualseminar, das den Jahr-
hundertemief aus Ihrem Großhirn wäscht, ist teurer als eine Selbst-
therapie durch Frustessen. Letzteres wird zudem in der Gesellschaft
besser akzeptiert.

DIE SCHRÄGSTEN DIÄTEN ALLER ZEITEN

Bandwurmeier schlucken (um 1900)

Bandwürmer im Darm futtern all das weg, was man selbst nicht aufnehmen möchte. Eine Wurmkur danach befreit den erschlankten Körper von den Parasiten.

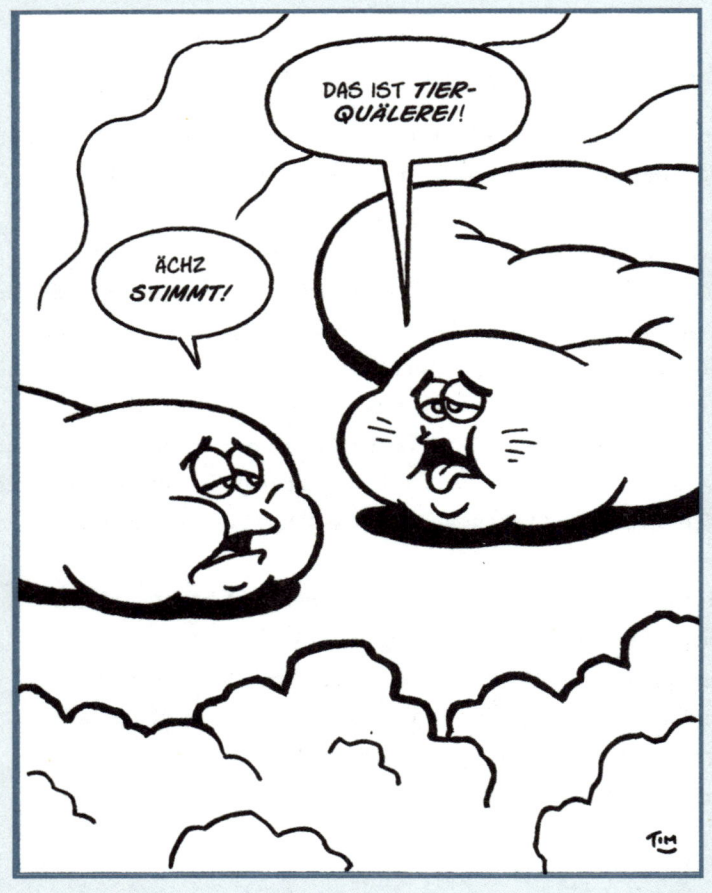

Appetit: der hedonistische Hunger

Hunger ist ein unangenehmes Gefühl. Schließlich hat sich die Natur diesen Mechanismus einfallen lassen, damit wir genügend Motivation haben, um uns etwas zum Essen zu besorgen. An unfreiwilligem Hunger, einer langfristigen Unter- und Mangelernährung, leiden nach wie vor mehr als 800 Millionen Menschen. Umgekehrt steigt die Zahl der Diabetes-Erkrankungen in den industrialisierten Ländern dramatisch an. Fast eine halbe Milliarde Menschen haben mit dieser Folge meist ungesunder und übermäßiger Ernährung zu kämpfen.

Viele kennen das Gefühl des Hungerns nur wenige Minuten und verwechseln es mit Appetit oder Gusto. Den Unterschied zu erkennen ist allerdings gar nicht so einfach.

Das Ludwig-Experiment und die Urform des Wundermüslis

Dr. Günther Ludwig war Hausarzt im oberösterreichischen Steyr. Als er in den 1970er-Jahren praktizierte, herrschte noch eine ganz andere Haltung zur Ernährung: Drei warme Mahlzeiten am Tag, mit jeweils einer Vor-, einer Haupt– und einer Nachspeise waren das Nonplusultra. Vegetarier waren so etwas wie Hippies, Konservierungsstoffe galten als modern und den Darm sah man eher als Abflussrohr denn als Sitz eines wertvollen Mikrobioms.

Natürlich waren auch damals viele Patienten übergewichtig und entwickelten ernährungsbedingte Erkrankungen. Doch man sah eher darüber hinweg und durfte in der Praxis sogar noch gemeinsam mit dem Arzt rauchen. Trotzdem waren Diäten überaus angesagt. Zahlreiche adipöse Patienten wurden von ihren Ärzten »auf Diät« oder als verschärfte Variante »auf strenge Diät« gesetzt, man verbot ihnen das Rauchen und den Alkohol, manche mussten sich körperlich ertüchtigen, anderen wiederum riet man, sich zu »schonen«, weil sie so ungesund wirkten. Der Jo-Jo-Effekt war zwar schon bekannt, doch Menschen, die nach der verordneten Kalorienreduktion noch dicker wurden, wurden eher als »hoffnungsloser Fall« bezeichnet.

Doch warum aßen die Menschen immer mehr, als Ihnen guttat?

Zu dieser Frage brachte eine Studie interessante Ergebnisse. Eine Untersuchung zum Essverhalten (diesmal von Prof. Bernhard Ludwig, 1970) zeigte, dass Appetit und Hunger zwei Paar Schuhe sind. Über 80 Probanden wurden aufgefordert, ihre normalen Ernährungs-gewohnheiten eine Woche lang schriftlich zu dokumentieren.

Die Vorgabe: Die Probanden sollten essen, bis sie »angenehm satt« waren – was auch immer das für einen Mitteleuropäer bedeuten mag. In dieser Woche nahmen die Übergewichtigen im Schnitt rund 3300 Kalorien täglich zu sich, die schlanken Personen 3000 Kalorien, also zumindest nach den in dieser Woche erhobenen Daten gerade mal 10 Prozent weniger.

In der zweiten Woche wurde testweise gefastet, mit der Einschränkung »Hungern verboten!«. Die Teilnehmer durften etwas essen, wenn sie ein flaues Gefühl verspürten – etwas, das satt macht, jedoch nach nichts schmeckt.

Auf der Suche nach einer passenden Nahrung stieß man auf das Dr. Kousa Vollweizen-Gel. Das nach dem griechischen Arzt Argyris Kousa benannte Mittel war seit den 1950er-Jahren als Diätmittel hin-länglich bekannt und warb mit »Schlank werden ist kein Problem. Was Sie dazu brauchen: etwas Ausdauer und ein Paket Vollweizen-Gel«. Die von Dr. Kousa propagierte Weizendiät besteht darin, vorwiegend gekochten Weizen in passierter Form zu sich zu nehmen.

Was Dr. Kousa nicht wissen konnte: Voller Weizen ist voller Spermi-din! Es gab also bereits vor einem halben Jahrhundert eine Kombina-tion aus Fasten und Spermidin – heute gibt es dazu zaghafte erste Studien. Und heute wäre ein Brei aus Weizenkeimen und ungesüßter Mandelmilch für diesen Test die perfekte Kombination.

Erstaunlich die Ergebnisse: Mussten die Übergewichtigen auf das mit lauwarmem Wasser angerührte und mäßig wohlschmeckende Vollweizen-Gel zurückgreifen, so kamen sie auf deutlich weniger Kalorien. Tatsächlich reduzierten die normalgewichtigen Personen ihre tägliche Zufuhr auf 2700 Kalorien, den Übergewichtigen war hingegen die Lust aufs Essen vergangen: Zwischen 200 bis 400 Kalorien brachten sie runter. Scheinbar war Essen, das keinen Spaß machte, es nicht wert, verzehrt zu werden.

Die Ergebnisse dieser kleinen Studie waren überraschend. Und auch wenn die Daten schon 50 Jahre auf dem Buckel haben und die Ernährungsgewohnheiten der 1970er-Jahre doch etwas anders waren als heute, lassen sich daraus einige wichtige Erkenntnisse gewinnen.

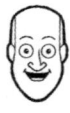 **Verbote sind streng verboten!**

Bernhard Ludwig

Die Methoden testen

Probieren Sie es aus: eine Woche »Hungern verboten«, aber nichts essen, was schmeckt. Im schlimmsten Fall haben Sie sieben Tage Ihres Lebens auf Ihre Lieblingsspeise verzichtet, im besten Fall kennen Sie danach sich selbst und Ihre Essgewohnheiten etwas besser. Und Sie vermögen zu unterscheiden: Habe ich Lust auf Essen? Oder habe ich Hunger? Haben Sie diese beiden Bedürfnisse einmal getrennt voneinander wahrgenommen, können Sie bewusst entscheiden, ob Sie das Notwendige zu sich nehmen, um nicht zu verhungern, oder ob Sie sich etwas gönnen möchten, weil Sie einfach Lust darauf haben. Dasselbe gilt für die verschiedenen Arten des intermittierenden Fastens. Testen Sie die Methoden. Investieren Sie eine Woche und beobachten Sie, wie gut sich die eine oder andere Version in Ihren persönlichen Lebensplan integrieren lässt. Hier gilt, um einen dauerhaften Erfolg zu haben: Nicht das Leben an das Fasten anpassen, sondern das Fasten an das Leben. Wobei – und das sei hier ausdrücklich betont – auch das Umstellen der Lebensweise gut zu einer Lebensweise werden kann.

Übrigens: Was mit einem mäßig schmeckenden Weizen- oder Dinkelbrei funktioniert, klappt auch mit anderen Dingen: etwa mit Schaumküssen (in Österreich »Schwedenbomben«), die mehrmals täglich bei Bedarf, wie ein Medikament, bei aufkeimendem Hunger einzunehmen sind. Deutlich weniger gesund zwar, aber in der Wirkung für das Experiment ähnlich. Es funktioniert sogar mit Ihrer Lieblingsspeise. Wenn Sie sie täglich essen, haben Sie bald den Eindruck, wortwörtlich vor dem Jüngsten Gericht zu stehen. So trennt sich die Spreu vom Weizengel und der Appetit vom Hunger.

Solche Experimente sind gut geeignet, um die Gefühle Hunger und Appetit bewusst und getrennt voneinander wahrzunehmen. Oder – und dies sei an dieser Stelle ausdrücklich gesagt – um das Ganze zum raschen Abspecken zu verwenden und damit den ersten Schritt in den Diätwahnsinn zu tun.

Abnehmen nach Anleitung

Dogmen machen dick,
deshalb heißt es auch Dogmadick!

Ronny Tekal

ESSENSTRENDS

Im Bereich der Ernährung kommen und gehen Trends rascher als in der Modebranche. Ist der Happen beim Kauen noch gesund, so gilt er beim Runterschlucken bereits als krebserregend.

Abspecken für die Bildungsschicht

Radikale Abnehmkuren haben zwei wesentliche Funktionen: Zum einen bedienen sie den Jo-Jo-Effekt, zum anderen füllen sie in den Zeitschriften die Wellness-Seiten zwischen den Anzeigen. Die gehobene Bildungsschicht entnimmt die Informationen indes den wissenschaftlichen Fachgazetten und vertraut dem in Cambridge zertifizierten Personal-Trainer. Denn nur die Hälfte zu futtern oder das Dinner zu canceln, kann jeder Dodel. Nein, man bedient sich der neuesten wissenschaftlichen Methodik, um statt einer ungesunden Diät einen Lifestyle-Change-Process in Gang zu setzen und den Körper zu modifyen. Der Organismus wird dazu umfassend vermessen, man arbeitet mit allen erdenklichen Kniffen der inneren Hormonküche, um den Body ketogen zu shapen.
Diät gilt als Unwort und Crash sowieso. Denn wer belesen ist, weiß: Die einzig wissenschaftliche, evidenzbasierte Methode ist die langfristige Ernährungsumstellung. Zwei Begriffe stören hier allerdings: »langfristig« und »Umstellung«. Die Ernährung kann man stehen lassen.

Kontemplatives Fasten statt peinlicher Diät

Das Image von Diäten hat in den letzten Jahren stark gelitten. Auch wenn man betont, dass Diät in der ursprünglichen Bedeutung nichts weiter als »Lebensführung« bedeutet, hat dieser Begriff doch irgendwie einen faden Beigeschmack. Denn der Sinn einer solchen Diät ist es, abzuspecken, einem Ideal nachzueifern, dabei Raubbau mit der eigenen Gesundheit zu treiben und das Ganze möglicherweise sogar aus einem Boulevardmagazin übernommen zu haben. Man bemüht sich also weitgehend, den Begriff durch etwas wohlfeilere Ausdrücke zu ersetzen. Kur, Detox, Fasten – all das sind im 21. Jahrhundert gesellschaftlich akzeptierte Maßnahmen, da sie der körperlichen und mentalen Gesundheit zuträglich sind. Die Diäten überlässt man lieber den einfältigen Menschen, die auf so etwas reinfallen.

Auf der anderen Seite: Warum soll man das Kind nicht beim Namen nennen? Man will abnehmen – und erhebt sich damit um keinen Zentimeter über jene Personen, die seit Jahren die verpönten »Hausfrauen-Diäten« der bunten Magazine zu Hause nachstellen. Die Zeit ist im Frühjahr einfach reif und die Gazetten sind voll von Anleitungen, von der »Bikinifit«-Diät über die »Schlank ohne Diät«-Diät, bis hin zur »So übergeben sich die Stars«-Diät. Allen Diäten gemein ist, dass jede einzelne von sich behauptet, im Gegensatz zu allen anderen Millionen Diäten keinen Jo-Jo-Effekt zu haben. Das macht die Entscheidung natürlich einfacher.

Auch wenn wir in einer säkularen Gesellschaft die Trennung zwischen Religion und Essen weitgehend vollzogen haben, gibt es eine Vielzahl auch aufgeklärter Menschen, die die religiösen Gebote zum Essensverzicht nutzen, um den Körper auf Vordermann zu bringen. Egal ob Ramadan oder vorösterliche 40-Tage-Fastenzeit, man möchte seinem Körper mal eine kleine Verschnaufpause gönnen. Hat man doch bei der letzten Faschingsfeier mit Schrecken bemerkt, dass sogar das übergroße Pandakostüm am Bauch geplatzt ist. Und so sehr die Diätierenden auch beteuern, die Kur zwecks »Entschlackung«, einer »De-Radikalisierung des Stoffwechsels« oder einer »inneren Reinigung des Körpers, der Seele und des Geistes auf dem Weg zu sich selbst« durchzuführen, geht es bei den meisten um den peinlichen Vorfall im Pandakostüm (»Panda-Gate«).

Intervallfasten

Das aus den USA stammende Alternate-Day Fasting (ADF) hat im deutschsprachigen Raum einen hohen Bekanntheitsgrad erlangt. Vor allem der Verbreitung des 10in2-Konzeptes (»Bernhard Ludwig Methode«) über das Seminarkabarett ist es geschuldet, dass die »Morgen darf ich essen, was ich will«-Variante des Intervallfastens Tausende von Menschen dazu bewegt hat, ihren Ernährungsstil dauerhaft zu ändern und – als unerwünschten Nebeneffekt – auch noch abzunehmen. Der Jo-Jo-Effekt zeigt sich, im Gegensatz zu den meisten Diäten, hierbei kaum.

Das Konzept bedeutet nicht 24 Stunden essen, 24 Stunden fasten, sondern: nach einem Esstag eine Nacht fasten, einen Tag fasten und wieder eine Nacht fasten, bevor das Frühstück das Fasten unterbricht (englisch »breakfast« = »Fastenbrechen«). Damit kommen Sie auf beachtliche 36 Stunden, in denen der Körper sich regenerieren kann. Wie auch immer Sie es angehen wollen: Ihrem Körper Ruhe zu gönnen, scheint ihm auf lange Sicht zu behagen (siehe dazu unser vortreffliches Werk »Das Wundermüsli«). Sie zählen also weniger die Kalorien, sondern die Stunden. Ob Sie das mit 5-Stunden-Pausen, mit 16:8 oder 10in2 tun, ob Sie mit der kriegerischen Warrior-Diät nur einmal täglich essen oder auch nur zwei Tage die Woche gar nichts essen, bleibt jedem selbst überlassen.

Sind Sie jedoch ein richtiges Diätopfer, so finden Sie nicht ein für Sie individuell passendes Modell, sondern wählen eine bestimmte Methode und unterwerfen sich dieser bedingungslos, indem Sie die strengen Vorgaben akribisch befolgen. Nur dann ist auch gewährleistet, dass Sie bald schon die Kraft verlässt und Sie erkennen, wieder einmal in eine der zahlreichen Diätfallen getappt zu sein.

DIÄTWAHNSINN-TIPP

Suchen Sie sich eine Diät aus und befolgen Sie sklavisch all ihre Regeln. So bekommen Sie mit Sicherheit schlechte Laune, brechen die Diät ab und das Jo-Jo schnurrt.

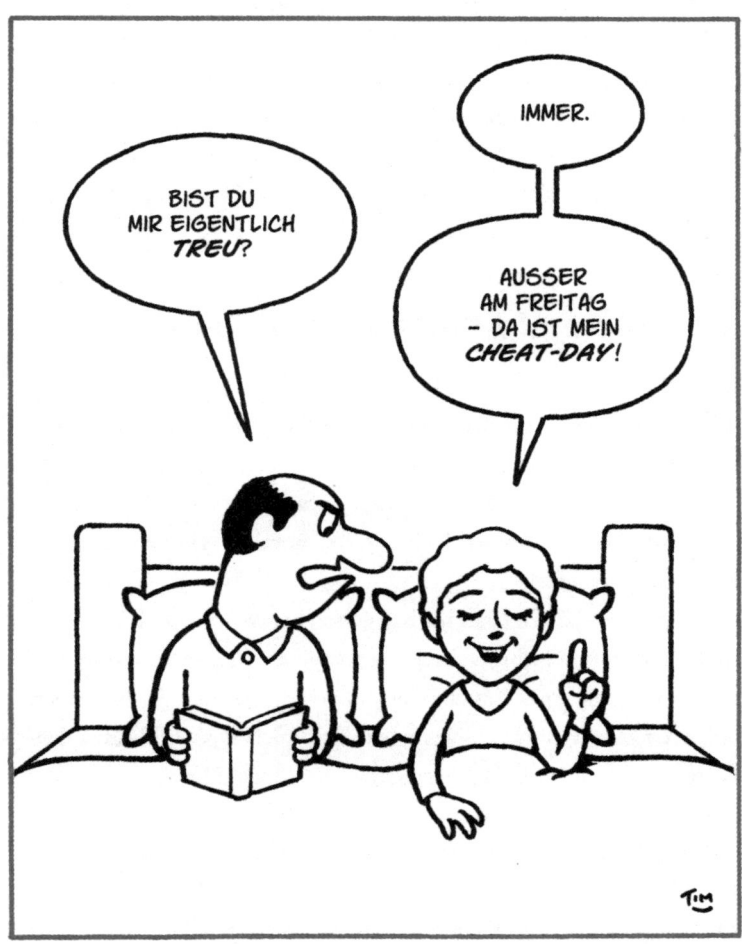

Ihr Glückstag: Cheat-Day

Um eine Diät zumindest länger als ein Wochenende durchzustehen, gibt es zum Glück Cheat-Days, an denen Sie über die Stränge schlagen dürfen. Diese Joker-Tage, die Sie einschieben können, wenn Gesellschaft oder Lebenslust es einfordern, können sogar dafür sorgen, dass ein runtergefahrener Stoffwechsel wieder angekurbelt wird.

Aber auch hier wieder nicht vergessen: Wollen Sie in den Diätwahnsinn gelangen, müssen Sie es richtig angehen. Dann nützen Sie den Cheat-Day, um sämtliche Entbehrungen der letzten Tage mehr als wettzumachen, und tun dies unbedingt mit einem richtig schlechten Gewissen! Damit sich dieser an sich erfreuliche Glückstag wie ein waschechter Betrug anfühlt!

Essen wie die Vorfahren: Paleo-Diät

In den letzten Jahren hat die Paleo-Diät große Beliebtheit erlangt. Bei dieser Ernährungsform sind nur Nahrungsmittel erlaubt, die bereits von unseren Vorfahren in der Altsteinzeit gegessen wurden. Das gilt jedoch nicht für die abgelaufene Bonbonniere, die zu Weihnachten immer weitergeschenkt wird, aber wahrscheinlich erst aus der Jungsteinzeit stammt.

Was unsere Vorfahren tatsächlich gegessen haben, ist nicht unumstritten. Man ist auf Mutmaßungen angewiesen. Und selbst wenn man annehmen kann, dass Pizza Diavolo, Energydrinks oder Fischstäbchen seinerzeit keine typischen Speisen waren, ist nicht ausgeschlossen, dass es auch eine Fast-Food-Höhle gegeben hat. Wir sind uns aber auch umgekehrt nicht ganz sicher, ob die bei der Paleo-Kost erlaubten fernöstlichen Gojii-Beeren tatsächlich auf dem Speiseplan unserer heimischen Urahnen standen. Einem internationalen Forscherteam ist es nämlich gelungen, über Rückstandsanalyen Aussagen darüber zu treffen.

Tatsächlich finden sich in 2500 Jahre alten Gefäßen noch Lebensmittel-reste. Eine schockierende Tatsache, die die Wichtigkeit eines Geschirr-spültabs mit der achtfachen Reinigungskraft unterstreicht.

Mit modernen Methoden konnten jedenfalls in Gefäßen aus unseren Breiten Rückstände von Olivenöl und importiertem Wein entdeckt werden. Die Globalisierung und der Transit über den Brenner sind also keine neuen Themen. Als wissenschaftliche Sensation hat sich überdies gezeigt, dass die Kelten die Gefäße nicht nur für den Wein-verzehr, sondern auch zum Biertrinken verwendet haben dürften – ein veritabler Skandal, der uns umgeworfen hat. Wer Bier aus Weingläsern säuft, ist eines Vorfahren nicht würdig.

No Carb oder Pasta-Party?

Das Weltbild hat sich, in Bezug auf die Gefährlichkeit der Inhalts-stoffe, gewandelt. Hat man früher Butter (böses Fett!), Eier (böses Cholesterin!) oder Großmütter (böser Wolf!) gemieden, so geht es heute den Kohlenhydraten an den Kragen. Hat man vor Jahren noch gemeint, nicht die Nudeln machen dick, sondern die Sauce, so essen die Diätjunkies heute die Sauce, lassen die Nudeln weg und kippen danach völlig kraftlos mit dem Kopf auf den leeren Teller. Low Carb oder No Carb verändert den Speiseplan des durchschnittlichen Öster-reichers, der fortan die Panade seines geliebten Schnitzels weglassen muss – oder sie einfach getrennt vom Fleisch danach isst (Trennkost).

Mittelmeer-Diät im Zeitalter der Globalisierung

Es ist erstaunlich, wie uns die Globalisierung die Klischees zunichte macht. Mittlerweile bekommt man in den industrialisierten Nationen alles, und zwar überall, allerdings auch überall dasselbe Alles.

Vor Jahrhunderten brachten abgekämpfte Weltreisende exotische Früchte in die Heimat mit. Diese Kostbarkeiten waren zwar aufgrund des monatelangen Transportes genauso verfault wie der Weltenreisende, jedoch gerade deshalb so exotisch. Der wohlhabende einheimische Adel konnte nun nie gekannte zauberhafte Gerichte wie Bananensplit oder Toast Hawaii verkosten.

Heute bekommt man das Exotische im gut sortierten Supermarkt ums Eck. Zur Not muss man einen exotischen Supermarkt aufsuchen und zwei Ecken weiter gehen. Das ist ebenso praktisch wie traurig. Und auch gar nicht mal so gesund. Seit man in vielen Regionen der Erde dieselben Nahrungsmittel mit denselben Konservierungsstoffen zu sich nimmt, nivellieren sich die landestypischen gesundheitlichen Vorteile nach unten.

Hinzu kommt, dass die ansässige Bevölkerung immer weniger mit den ansässigen Gepflogenheiten am Hut hat. So kommt etwa die klassische Mittelmeer-Diät, also viel Fisch, reichlich Gemüse und dreimal täglich drei Liter kaltgepresstes Olivenöl, bei den jungen Mittelmeerbewohnern gar nicht mehr so gut an. Laut WHO haben gerade Jugendliche aus Zypern, Griechenland, Italien und Spanien mit Übergewicht zu kämpfen. Schließlich gibt es auch eine deutlich attraktivere alternative Mittelmeerkost aus viel Nudeln, reichlich Pizza und dreimal täglich drei Litern gut gekühlter Sangria.

DIÄTWAHNSINN-TIPP

Kaufen Sie gezielt Lebensmittel, die gerade auf der Südhalbkugel saisonal und dort auch regional sind. Damit können Sie übers ganze Jahr immer dieselben Speisen zu sich nehmen, die nicht nur für die lange Reise konserviert wurden, sondern auch eine überaus einseitige Kost ermöglichen.

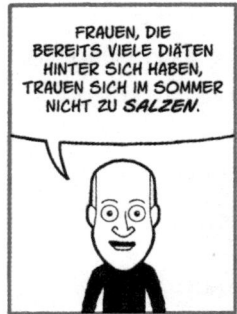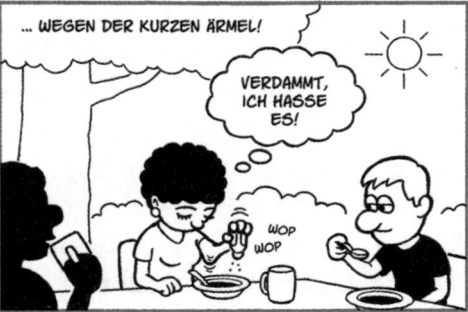

König, Bauer, Bettler

Die alte Volksweisheit, morgens wie ein König, mittags wie ein Bauer und abends wie ein Bettler zu essen, hat etwas für sich. Denn die Völlerei spätnachts führt nicht nur dazu, dass man Sodbrennen bekommt und seine Magensäure beim Hinlegen bis in die Augenhöhlen spürt, sondern das späte Mahl eignet sich auch weitaus besser für den Aufbau der Problemzonen. Ist der Bauch voll, muss der Körper sich in der Nacht der Verwertung der Nahrung widmen, statt sich selbst zu reparieren, und das Insulin macht Nachtschicht.

So wurde von den Ernährungsexperten über Jahrzehnte die Verschiebung der Völlerei in den Morgen propagiert, um »kraftvoll« in den Tag zu starten. Dieser Vorschlag wurde mit großer Begeisterung aufgenommen und das Frühstück zunehmend zelebriert.

Gab es früher in den klassischen Beherbergungsbetrieben zum Frühstück gerade mal abgezählte zwei Brötchen mit Butter und Marmelade, so müsste heutzutage jeder Gastwirt, der sich das traut, mit einem geharnischten Verriss im Internet rechnen. Das morgendliche Hotel-Buffet lockt Heerscharen von All-inclusive-Gästen und Kongressteilnehmern an die Futtertröge, auch wenn sie vom vortäglichen Schmaus noch reichlich satt sind. An einem gut sortierten Buffet lassen sich getrost mehrere Frühstücksmahlzeiten verzehren.

So gesehen ist dieses königliche Frühstück vermutlich eine ganz gute Idee, in den Tag zu starten, selbst wenn der Körper so den halben Tag mit Verdauen beschäftigt ist. Man könnte es auch als einzige Mahlzeit sehen. Mit den aufgenommenen Kalorien ginge sich das locker aus. Dann hat man bis zum nächsten Ham and Eggs fast 24 Stunden Zeit, fastet intervallmäßig und könnte dem Körper die Möglichkeit zur Selbstreparatur geben. Das tun wir jedoch nicht.

Doch zunehmend macht sich Kritik breit. Zum einen an den archetypischen Figuren, denn der König von heute isst nicht mehr viel, sondern gezielt, gesund, getrennkostet und erst nach einem lockeren 30-Kilometer-Lauf mit einem Personal Trainer. Nein, Könige essen keine Fleischberge mehr, sondern trinken stattdessen grüne Smoothies. Die hier zitierten Bettler von heute haben, als Repräsentanten der einkommensschwächeren Bevölkerungsgruppe, weniger die Wahl zwischen Gojii-Beeren-Müsli und Algensmoothie, sondern nehmen billige, energiereiche und industriell zur Unkenntlichkeit verarbeitete Lebensmittel zu sich. Das Gleichnis ist also alles andere als zeitgemäß.

Letztlich stellt sich so manchem heutigen Ernährungsspezialisten die Frage, warum das Frühstück trotz Hungerlosigkeit quasi wie ein Medikament einzunehmen ist. So wird das Frühstück mitunter nur mehr als wichtigste Mahlzeit für die Cerealien-Industrie gesehen, deren Aktionäre kraftvoll in den Tag starten wollen.

Also wird heftig gestritten: Ein gesundes Frühstück soll gegen spätere Heißhungerattacken vorsorgen – oder es wird als Mahlzeit gesehen, die man getrost weglassen kann, ohne tot umzufallen.

DIÄTWAHNSINN-TIPP

Essen Sie, auch wenn Sie keinen Hunger haben, damit Sie nachher keinen Hunger bekommen, wenn Sie nicht essen sollten. Verwirrend genug?

DIE SCHRÄGSTEN DIÄTEN ALLER ZEITEN

Babybrei-Diät

Alles essen, wenn es bereits zerschreddert ist, soll dabei helfen, weniger Verdauungssäfte zu produzieren und damit weniger Hunger zu verspüren.

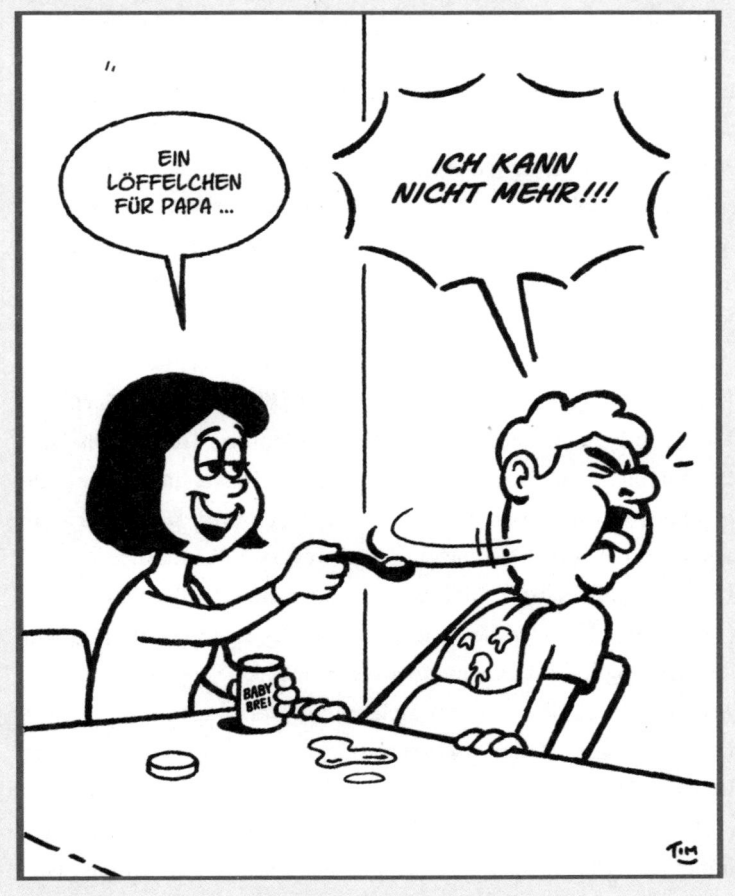

Snackification

Ernährungstechnische Trendsportarten betreffen nicht nur Inhalts-
stoffe und Kalorien, sondern zunehmend auch die Zeiten, zu denen
diese zu sich genommen werden. Das kleine Dreimaldrei beim Essen
scheint ausgedient zu haben. Drei Mahlzeiten täglich, nach Möglichkeit mit Vor-, Haupt-, und Nachspeise, finden bei der jungen urbanen
Bevölkerung immer weniger Anklang. Vor allem die Vorgabe, sich
durch die gesunden Teile (Leberknödelsuppe und Schweinsbraten)
durchessen zu müssen, um endlich zum geliebten Dessert zu kommen,
scheint nicht mehr zeitgemäß. Die Jungen wollen sich nicht mehr
nach den Alten richten, nur weil sie ihre Füße unter deren Tisch
haben, ziehen die Konsequenzen und ihre Füße unter dem Tisch
hervor. Man isst fernab von Tisch und Bett, was einem so gerade
zwischen die Beißer kommt, ohne der Nahrungsaufnahme einen
Namen zu geben.

Aus dem aktuellen Food-Report der Essenstrendforscherin Hanni
Rützler geht hervor, dass mehrere kleine Mahlzeiten die üppigen
Menüs ablösen werden. Snackification heißt dieser Trend. Wobei die
Bandbreite des Begriffs »Snack« ähnlich groß ist wie die Bandbreite
der Antwort »gut« auf die Frage nach dem Befinden: Die Bezeichnung
sagt nichts über die Qualität aus. Denken wir an den klassischen
US-Fast-Food-Imbiss (»Mäc-Snack«), die heimische Brettljause
(»Speck-Snack«) oder die Fastenspeise (»Weg-Snack«). Mitunter wird
dem fassungslosen Konsumenten sogar eine halbe Salatgurke als
gesunder Snack für zwischendurch untergeschoben.

Die gemeinsame Nahrungsaufnahme ist nicht mehr so hip wie früher.
Im Großclan am Tisch zu sitzen, vor dem Essen ein Gebet zu sprechen
und danach eine Flasche Schnaps zu leeren, passt nicht mehr in die
individualisierte Lebensplanung. Man isst, wenn es einem reinpasst,
speist spätnachts, am hellen Nachmittag oder gar nicht. Lokale bieten

Frühstück bis 22 Uhr abends und Abendessen bis 10 Uhr morgens an. Schließlich wird das Gemeinschaftsgefühl längst nicht dadurch gestärkt, dieselbe Suppe auszulöffeln, sondern in derselben Whats-App-Gruppe zu sein.

Es kann auch sein, dass sich Menschen zum gemeinsamen Essen verabreden, jedoch nicht gemeinsam essen. Manche essen und trinken, manche trinken nur, manche verzehren ihren mitgebrachten veganen Quinoa-Auflauf, manche fasten intermittierend und manche sitzen auf dem Klo. Es ist schier unmöglich, die individuellen Bedürfnisse in einen gemeinschaftlichen Eintopf zu bringen.

Mit dem Trend zum Snack lassen sich Zeiten und Speisen flexibler gestalten. Die neue Generation setzt dabei auf vegetarische Burger, Bowls oder Summer-Rolls, es muss gleichsam lokal, aber auch global sein. Also wenn schon Bananen, dann die aus dem Bayerischen Wald. Wie alle Trends geht auch dieser an einem Großteil der Bevölkerung vorbei. Denn neben den hippen urbanen Menschen, die sich aus der Pop-up-Fusion-Küche ernähren, gibt es die weitaus größere Gruppe jener Menschen, die sich in der Kantine nach wie vor das klassische dreigängige Menü aufs Tablett laden.

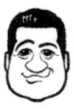

16:8 bedeutet für die meisten:
16 Stunden essen, 8 Stunden schlafen.

Ronny Tekal

DIÄT-KLASSIKER

Ob Atkins- oder Ananas-Diät, FdH, Trennkost, Schrotkur und Abnehmen nach Blutgruppen – fast alle Diäten sind einseitig und daher auf Dauer ungesund. »Eigentlich sind alle Diäten, die auf Mangel oder Beschränkungen basieren, abzulehnen oder sogar gefährlich«, sagt Andreas Fritsche, der einen Lehrstuhl für Ernährungsmedizin und Prävention am Universitätsklinikum Tübingen innehat. Schauen wir uns hier ein paar Paradebeispiele klassischer Diäten etwas näher an: Crashdiäten und Abnehmen mit Frau Brigitte.

Die Attraktivität von Crashdiäten

Natürlich ist die Versuchung groß, mittels Crashdiäten binnen kürzester Zeit zu »erstaunlichen Ergebnissen«, einer »traumhaften Figur« und »unsagbarem Reichtum« zu gelangen. Der dafür anberaumte Zeitraum ist überschaubar und erscheint damit attraktiver als Erfolge, die sich erst im Laufe der nächsten 24 Monate einstellen sollen – so man in dieser Zeit weder ein Eis isst noch in Sünde an ein Eis denkt. Bevor die Ernährungsexperten solche Blitzdiäten kategorisch verteufeln, die sowieso von jedermann und jederfrau ausprobiert werden, übrigens auch von den Ernährungsexperten selbst, sollten sie vielleicht versuchen, das menschliche Verlangen nach Erfolgserlebnissen zu akzeptieren. Schließlich kann die erste Crashdiät durchaus eine Einstiegsdroge in ein gesünderes und schlankeres Leben sein. Oder in eine Essstörung. Man sollte sich jedoch darüber im Klaren sein, was bei solch einem Speed-Abspecking passiert: Die Zuckerspeicher werden geleert, damit geht in erster Linie mal Wasser aus dem Körper. Es folgt der Abbau von Eiweiß aus der Muskulatur. Auch das reduziert das Körpergewicht, ist aber nicht das Ergebnis, das man anstrebt. Die anfängliche enorme Gewichtsabnahme ist also mit dem Verlust von Wasser zu

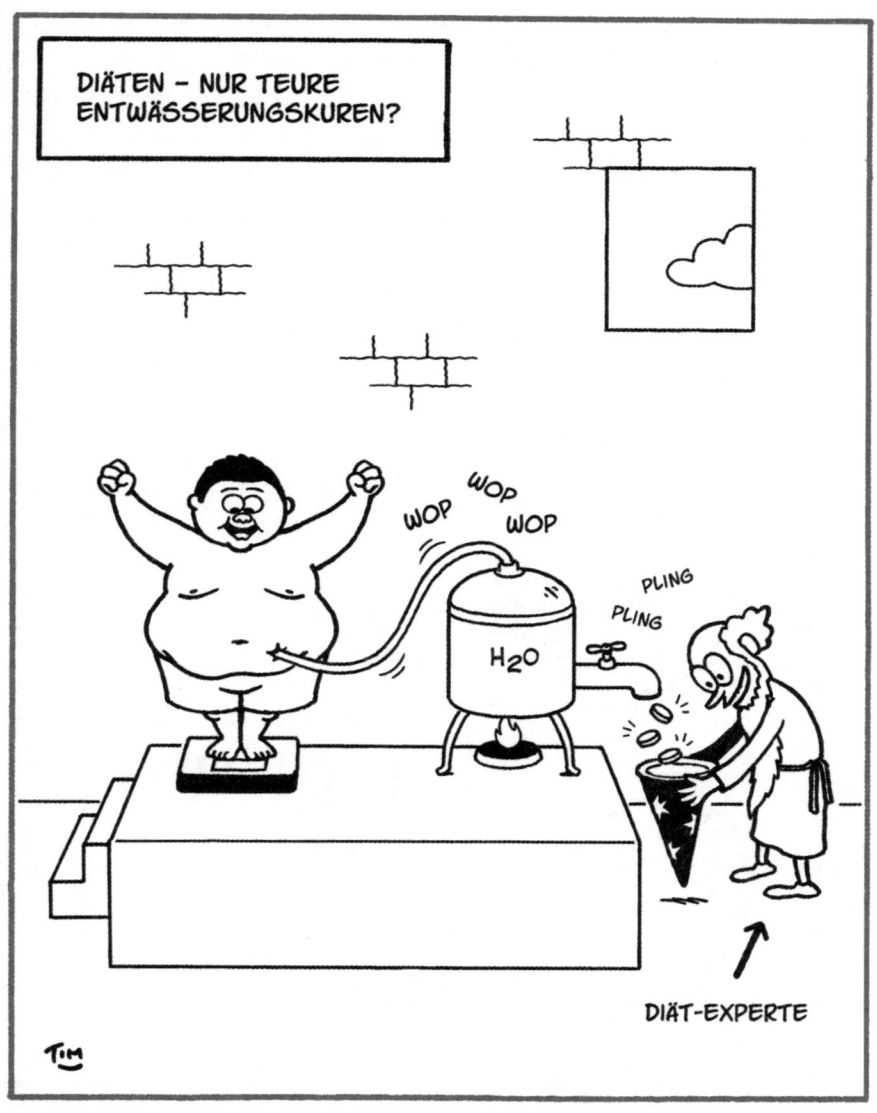

erklären und in weiterer Folge auch mit dem Verlust an Muskelmasse. Geht es dann an die Fettverbrennung, haben die meisten die Crashdiät schon wieder beendet.

Das Problem bei vielen Crashdiäten: Der Körper schaltet in Krisenzeiten seinen Stoffwechsel runter. Das ist sinnvoll, für das langfristige Abnehmen aber wenig hilfreich (siehe Kapitel »Der Jo-Jo-Effekt«). Wird der diätfrustrierte Body von der Leine gelassen, sieht er zu, dass er möglichst rasch wieder seinen ursprünglichen Shape bekommt – und darüber hinaus (um ein paar Reserven zu haben, sollte der Körperbesitzer nochmals auf eine derartige Schnapsidee kommen).

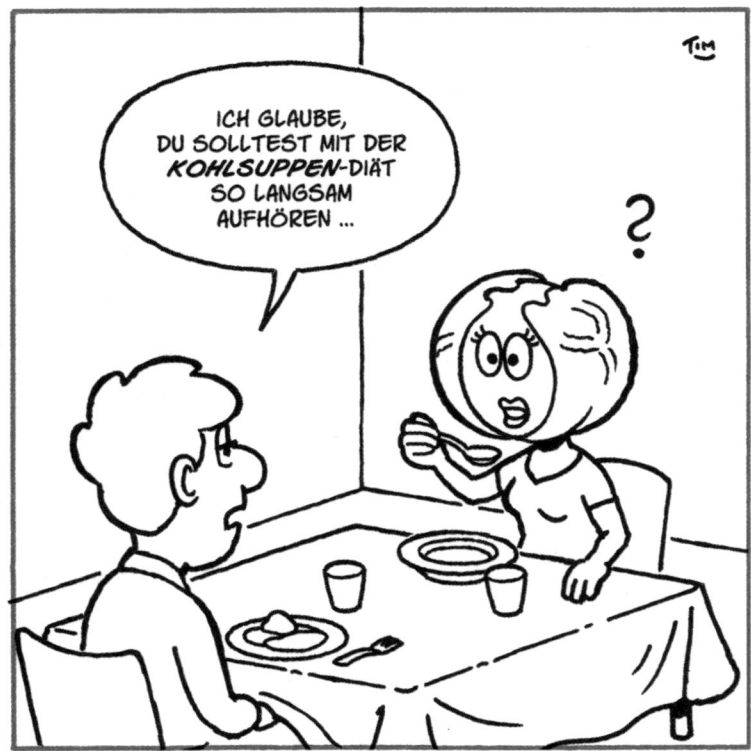

Dass während der Diät der Grundumsatz herunterreguliert wurde und das auch bleibt, ist oft der Wegbereiter für die Gewichtszunahme danach. Und das immer wieder.

Paradebeispiel Kohlsuppen-Diät

Dass Crashdiäten nicht unbedingt gesund sind, hat sich mittlerweile bereits herumgesprochen. Doch was ist dagegen einzuwenden, wenn man nur gesunde Sachen zu sich nimmt? Beliebter Klassiker ist die Kohlsuppen-Diät.

In einer NDR-Gesundheitssendung des lieben Kollegen Johannes Wimmer konnte man eine Probandin bei einem Selbstversuch beobachten und sozusagen live an ihrer Diät teilhaben.

Die Dame (1,65 Meter, 86 Kilo), deren Gewicht trotz Sport und gesunder Ernährung stagnierte, erhoffte sich von der Kohlsuppen-Diät, einen neuen Kick zu bekommen und 5 bis 6 Kilo abzunehmen.

Die Methode: Sieben Tage Kohlsuppe statt Mahlzeiten, morgens, mittags, abends – so viel man möchte.

Ihn ihrem Videotagebuch erzählt sie, wie es ihr im Laufe der Woche geht.

Tag 0: »Die schmeckt gar nicht schlecht, besser als erwartet!«

Tag 1: »Ich hab erst mal durchgelüftet.«

Tag 2 (morgens): »Ich habe die Suppe in den Mixer getan und stelle mir vor, es wäre ein Milchshake am Morgen!«

Tag 2: (abends): »Nachdem ich den ganzen Nachmittag ziemliche Bauchweh hatte, geht es mir jetzt ein bisschen besser.«

Tag 3: »Nach der Arbeit habe ich das Gefühl, dass ich Kopfschmerzen habe.«

Tag 4: »Weiterhin gibt es Suppe, Suppe, Suppe!« (seufzt)

Tag 5: »Ich habe einen Wahnsinnshunger, Kopfschmerzen, ich bin müde, mir geht es nicht so gut, die Lust nach Fleisch, nach einem Brot, vielleicht auch nach etwas Süßem ist der Wahnsinn.«

Tag 6: »Der Geruch!! Also wenn ich die Suppe schon sehe, mag ich sie eigentlich gar nicht trinken!«

Tag 7: »Ich habe gemerkt, dass ich heute überhaupt keine Kraft mehr habe, und ich musste auch das Training abbrechen. So langsam kommt mir die Idee, dass das Ganze vielleicht gar nicht so gesund ist, was ich hier die Woche über mache.«

Letzte Kohlsuppe: »Ich freu mich, dass ich das jetzt das letzte Mal essen muss. Und ich freue mich schon so richtig auf ein leckeres Stück Fleisch!«

Nach der Diät: »Ich bin ganz froh, dass die Woche vorbei ist, weil die Einschränkungen sind schon ganz schön schlimm.«

Hat es sich wenigstens gelohnt? Sie hat 2 Kilo abgenommen und 2 Prozent Körperfett verloren. Und ohne intensives Training bzw. Bewegung auch noch jede Menge Muskelmasse.

Fazit der Dame nach dem Blick auf die Waage: »Ja, das ist schon ein bisschen hart gerade!«

Die Diät unter der Patronanz der heiligen Brigitte

Im deutschsprachigen Raum gehört die Brigitte-Diät wohl zu den bekanntesten und dauerhaften Abnehmprogrammen, nicht zuletzt deshalb, weil sie nie vom Zeitgeist überholt wurde, sondern vielmehr mit ihm gegangen ist.

Infos für unbedarfte Männer: Die »Brigitte« war explizit als Frauenzeitschrift konzipiert, die im Jahr 1886 unter dem Namen »Dies Blatt gehört der Hausfrau!« herausgegeben wurde und damit auch gleich klar festlegte, wer nicht reinlesen durfte. Seit 1954 läuft das Magazin unter dem Namen »Brigitte« und seit 1969 gibt es alljährlich eine neue Brigitte-Diät. So wie James-Bond-Filme in ihrer jahrzehntelangen

Laufbahn als Spiegel der weltpolitischen Lage alles vom Kalten Krieg bis zum heißen Nahost-Konflikt thematisierten, orientiert sich die Brigitte-Diät an den ernährungstechnischen Modeströmungen, vom heißen Kohl bis zur kalten Rohkost. Und nach wie vor wird jährlich eine neue Diät präsentiert, mittlerweile auch online.

Die Rezepte für eine energiereduzierte Mischkost können dabei früh, mittags und abends nachgekocht werden. Damit zeigt sich schon, was man den lieben langen Tag zu tun hat: Man befasst sich dreimal täglich mit Einkauf und Zubereitung von Speisen – womit wohl dem Jo-Jo-Effekt Tür und Tor geöffnet werden.

2020 geht die Brigitte-Diät jedoch in dem Brigitte-Balance-Konzept auf, das neben gesundem Essen auch Bewegung und Entspannung beinhaltet. Nun kommt Meditation dazu, Muskeltraining – und Intervallfasten. Das ist schon ein wenig umfassender. Nun muss man also nicht mehr den ganzen Tag mit Einkauf und Zubereitung von Speisen verbringen, sondern auch noch mit Sport, Kontemplation und Stundenzählen. Mal sehen, wie die Jo-Jos auf das neue Konzept reagieren.

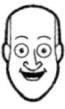 **Eine Diät ist die schlechteste aller Methoden, um dick zu werden. Aber ich kenne keine bessere!**

Bernhard Ludwig

WIE UNS DIE LEBENSMITTELKONZERNE GESÜNDER ALS GESUND MACHEN

Die wissenschaftlich fundierten Erkenntnisse zur gesunden Kost sind starken modischen Schwankungen unterworfen und basieren auf den Lebensmitteln, die gerade zur Verfügung stehen. Insbesondere in früheren Zeiten waren die Auswahlmöglichkeiten eher begrenzt.

Es darf bezweifelt werden, dass zwei Menschen aus der Steinzeit zueinander gesagt haben: »Na, machst du auch grad Paleo-Diät?« Denn ein einfacher und gewerkschaftlich noch nicht organisierter Jäger und Sammler hätte es schwer gehabt, auf Chia-Samen, Acai-Beeren, Maca-Pulver oder sonnengereifte Datteln zurückzugreifen. Wahrscheinlich war er froh, gelegentlich an einem altersschwachen Kaninchen oder einer altersschwachen Wurzel knabbern zu können, um selbst mit Mitte 20 aufgrund von Altersschwäche das Zeitliche zu segnen. Hätte er sich damals ausschließlich von Superfood ernährt, könnte man ihn sicher heute noch danach fragen, so alt wäre er damit geworden.

Hippokrates verordnete seinen antiken Patienten weder eine Mittelmeer-Diät noch Moussaka, sondern rief zur Mäßigung auf, zum weitgehenden Verzicht auf Fleisch und der Hinwendung zu Vollkornbrot, Obst und rohem Gemüse (was den für uns bekanntesten Arzt der Antike wahrscheinlich nicht zum beliebtesten Arzt der Antike machte). Den Genuss von Fleischbergen und Stierhoden legte man indes den olympischen Athleten nahe, bis es der Dopingkommission gelang, die Stierhoden im Blut nachzuweisen. Im 12. Jahrhundert empfahl der jüdische Arzt Maimonides einem Asthmapatienten, Erbsen, Weintrauben, Ente und alten Käse zu meiden. Deshalb sind diese Zutaten auch nicht im heutigen Asthma-Spray enthalten.

Die Produkte mit dem speziellen Nichts

Zum Glück ermöglicht die moderne Lebensmitteltechnologie, all die schlimmen Dinge aus der Nahrung zu kicken, sodass wir verzichtlos alles verzehren können. Dann bekommt das Lebensmittel das Adelsprädikat »frei von«: »Milch, frei von Laktose« klingt überaus blaublütig. Die Zahl der Produkte mit dem gewissen Wenig-Wert nimmt kontinuierlich zu: »fruktosefrei«, »glutenfrei«, »jugendfrei« …

Ob die Zahl derer, die Gluten nicht vertragen, tatsächlich so sprunghaft angestiegen ist oder ob nicht zuletzt das Angebot die Nachfrage steuert, ist offen. Denn viele greifen aus Prinzip zu Lebensmitteln, in denen etwas explizit nicht enthalten ist, also Gluten, Zucker, Gene oder Nährstoffe. Mit dem Beisatz »wertvolle Vitamine beigefügt« lässt sich heute kein Gewinn mehr erzielen, sehr wohl hingegen mit einem Aufdruck »wertvolle Vitamine weggelassen«. Und dass selbst auf mancher Mineralwasserflasche der Aufdruck »glutenfrei« zu finden ist, zeigt, dass man Wasser heute auch ohne Brot herstellen kann. Naturbelassene Produkte sind nur selten »frei von« einer Substanz, da man ihnen diese Substanz in einem komplizierten Verfahren erst entziehen müsste. Zudem darf sich insgesamt nichts an der Menge ändern (Masseerhaltungssatz), sodass eben andere Dinge stattdessen hineinverarbeitet werden. Die berühmten Low-Fat-Produkte, zu denen Studien zufolge vor allem Übergewichtige greifen, enthalten tatsächlich weniger Fett, dafür mehr Zucker, damit die göttliche Balance wiederhergestellt ist (siehe Kapitel »Die Sache mit dem Fett«).

DIÄTWAHNSINN-TIPP

Greifen Sie, auch wenn Sie keine Unverträglichkeit oder Allergie haben, zu designten Lebensmitteln mit dem Zusatz »frei von«, »light« oder »garantiert mit«.

DIE SCHRÄGSTEN DIÄTEN ALLER ZEITEN

Forking

Abends nur mit der Gabel essen! Das funktioniert prächtig, vor allem dann, wenn man Suppe isst.

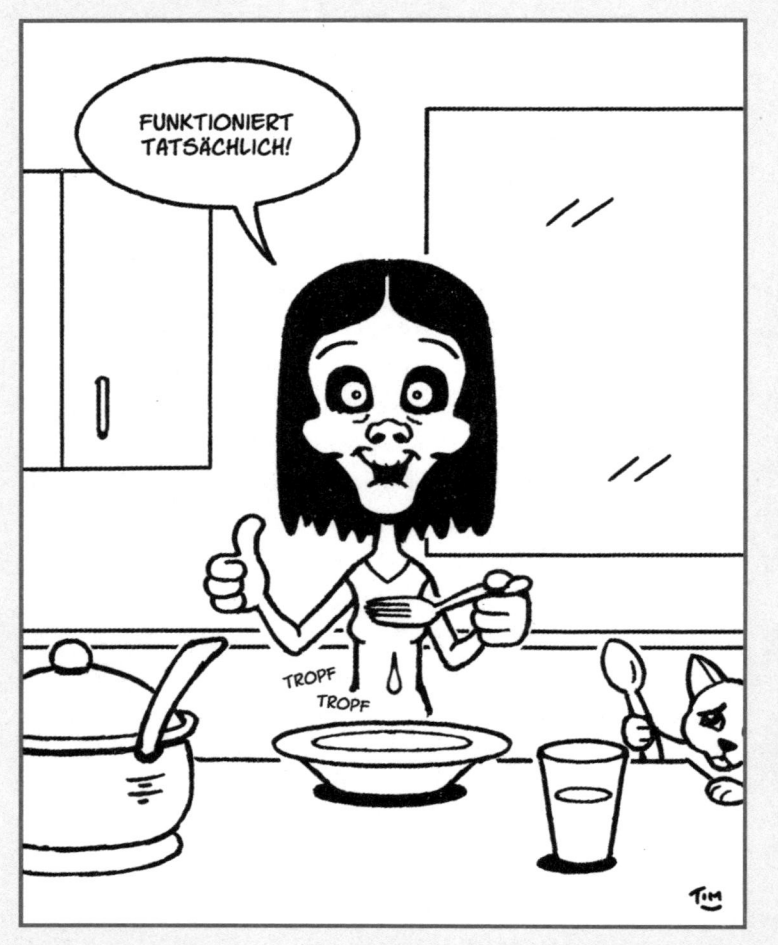

Zero Calories

Eigentlich wäre es so einfach: statt Zucker einfach einen Ersatzstoff nehmen, der genauso stark süßt, aber null Kalorien hat. Süßstoffe haben in den letzten Jahrzehnten die Diätpläne bevölkert, mittlerweile gibt es kaum einen Softdrink, der nicht in Form eines 0-Kalorien-Getränks dazu animiert, das Zeug eimerweise in sich hineinzuschütten, mit dem guten Gefühl, quasi Quellwasser zu sich genommen zu haben. Tatsächlich kann der Körper dem Süßgetränk im wahrsten Sinn des Wortes nichts abgewinnen. Er kann keine Energiereserven, etwa in Form von Fett, anlegen, wenn die zugeführte Energie Null ist. Ist doch logisch. Leider ist die Sache etwas komplizierter.

Saccharin wird zum Süßen von Kaffee verwendet, E951, das keine Autobahn bezeichnet, sondern den Stoff Aspartam, ist in den Light-, Zero- und Sugarfree-Produkten enthalten. Der Griff zu den leichten Durstlöschern sollte daher in der Bilanz nicht weiter auffallen, allerdings zeigen Studien, dass die Konsumenten dennoch übergewichtig werden, Diabetes und Herz-Kreislauf-Erkrankungen bekommen. So etwas lässt jeden Diätwahnsinnigen aufhorchen: Hat man hier das neue Wundermittel gefunden? Etwas, das null Kalorien hat und dennoch dick macht? Tatsächlich werden solche Süßungsmittel gerne auch in der Schweinemast eingesetzt. Denn sie steigern den Appetit. Der süße Geschmack aktiviert das Belohnungszentrum im Gehirn und erzeugt einen Gewöhnungseffekt. Man möchte mehr Süßes und greift dann eher zum Konfekt denn zur Gurke. Solange es keine Aspartam-Gurke gibt, die dieses Bedürfnis stillt, wird es wohl auch in Zukunft so bleiben.

DIÄTWAHNSINN-TIPP

Ersetzen Sie nicht nur zuckerhaltige Getränke durch die Light-Variante, sondern auch Fruchtsäfte, Mineral-, Quell- und Badewasser.

Die Industrie steht auf dick

Viele Menschen mit Übergewicht greifen nach jedem Strohhalm – nicht nur, um sich mit vermeintlich gesunden Light-Limonaden zu versorgen. Wann immer es eine neue, »garantiert nachhaltige« Methode gibt, wie man die ungeliebten Kilos wieder loswerden kann, verbreitet sich die frohe Kunde wie ein Lauffeuer über die sozialen Medien. Die Firmen, die diese Produkte erzeugen, kaufen von Facebook die Daten der potenziellen Kundschaft und posten ungeniert begeisterte Erfahrungsberichte.

Alles selbstverständlich nichts Neues, denn seit Jahrzehnten rühren die Menschen dickflüssige Shakes und schlucken Tabletten, um den Hunger zu stillen. Oder besser gesagt, den Appetit.

Formel ersetzt Kochen

Für all jene, die noch nie in der Küche gestanden und aus einem Pulver und etwas Wasser oder Milch ein wunderbares dreigängiges Menü gezaubert haben: Bei Formula-Diäten werden Mahlzeiten durch Shakes und Riegel ersetzt.

Umgangssprachlich als Astronauten-Nahrung bezeichnet, wurden in den 1980er-Jahren unter dem Namen »Ulmer Trunk« die Pulvermahlzeiten einer breiteren Öffentlichkeit bekannt. Mit Instantkost abzunehmen, galt als überaus hip und kam dem Bedürfnis nach raschen Ergebnissen entgegen. Heute gibt es die unterschiedlichsten Versionen, doch alle Formula-Diäten haben eins gemeinsam: Man kommt damit auf unter 1000 Kalorien, ohne jemals eine Gurke auch nur angesehen zu haben. Sie eignen sich damit hervorragend für Menschen, die rasch abnehmen wollen. Und damit den Jo-Jo-Effekt ausprobieren wollen.

BEHÖRDLICH VERORDENTES ABNEHMPROGRAMM

Gastwirte geben gerne die Empfehlung des Tages ab, nicht zuletzt, um Restbestände loszuwerden. Dabei haben sich die Angebote in den letzten Jahrzehnten deutlich verändert. Konnte man in den 1970er-Jahren noch getrost »Grammelknödel, paniert, in Einbrenn-soße mit Mayonnaise-Salat« als Fitnessteller servieren, so empfiehlt man heute »Saibling, salzarm, an Quinoa und Rucola auf einem Tröpfchen Balsamico-Leinöl-Dressing«.

Tagesempfehlungen der WHO

Auch die Weltgesundheitsorganisation (WHO) gibt Empfehlungen ab. Damit stärkt sie all jenen Ärzten den Rücken, die ihren Patienten gute Ratschläge geben. Es ratschlagt sich eben besser, wenn man sich auf die WHO berufen kann statt auf den Hausverstand. In der Praxis bedeutet das: »Iss keinen Müll!« ist keine geeignete Empfehlung für den Patienten. Mehr Gewicht hat die Formulierung: »Die WHO sagt, iss keinen Müll!« Zurzeit wird empfohlen, pro Tag maximal 5 Gramm Salz und 25 Gramm Zucker zu sich zu nehmen – womit unterm Strich eigent-lich nur Süßspeisen rauskommen.

Wöchentlich sollen maximal 600 Gramm Fleisch, keine einzige Ziga-rette, nicht einmal jene »danach«, und auch kein gesundes Gläschen Rotwein konsumiert werden. Dafür sollen wir aber mindestens 150 Minuten Sport pro Woche machen (hat eine Woche überhaupt so viele Minuten?).

Dass die derzeitigen Empfehlungen, wie auch die Empfehlungen der letzten Jahre, jeweils nur Tagesempfehlungen darstellen, die sich in absehbarer Zeit wieder komplett ändern können, versteht sich von selbst.

Gut getarnter Zucker

Zucker ist in der Wahrnehmung heute mindestens genauso bedrohlich wie der internationale Terror oder die globale Erwärmung. Nur dass sich in der Regel weder Terror noch globale Erwärmung in den eigenen vier Wänden befinden, es sei denn, man hat einen bockigen Teenager zu Hause, der sich weigert, sein Zimmer zu lüften.

Perfide ist der Zucker auch deshalb, weil er nicht offensichtlich in den Mund der Opfer springt, sondern sich versteckt! Eine Mohntorte ist schon süß, bevor man den Staubzucker draufgibt. Angeblich! Hier wird natürlich viel Panik betrieben. So kann man das Gerücht, wonach in einem Liter Cola tatsächlich 31 Stück Würfelzucker sein sollen, für eine reine Verschwörungstheorie halten. Denn so ein Würfel passt kaum durch den Flaschenhals, geschweige denn durch einen Strohhalm.

Die versteckten Zucker sind aber auch in Dingen drin, die wir gar nicht als süß empfinden: in der Tiefkühlpizza, im Gulasch, im Lebenspartner …

Saucenbinder etwa haben einen überaus hohen Anteil an Zucker.

Für Konsumenten ist das allerdings nicht so leicht zu erkennen. Denn auf der Packung muss zwar der Haushaltszucker (Saccharose) angegeben sein, andere Spielarten des Zuckers wie Glukosesirup, Gerstenmalzextrakt oder Dextrose lassen sich jedoch nicht ganz so ohne Weiteres als Zucker identifizieren. Ganz zu schweigen vom entzückend und unverfänglich klingenden Namen Traubensüße. Meist wird auch mit Fruchtsaftkonzentrat gesüßt, wobei hier mehr das süße Zuckerkonzentrat im Vordergrund steht und weniger die Frucht.

Die von der WHO empfohlenen maximal 25 Gramm Zucker pro Tag entsprechen etwa acht Stück Würfelzucker und wären mit vier Tassen Kaffee bereits erledigt. Allerdings nimmt man – selbst bei völligem Verzicht auf Süßes – durch den Verzehr von Fertignahrung schnell die vierfache Menge zu sich. Nun können Sie entweder dem Fertigkoch auf die Finger schauen und kontrollieren, welche Zutaten er heimlich in die Tiefkühllasagne gibt. Sie können aber auch selbst kochen. Dann wissen Sie, was drin ist.

DIÄTWAHNSINN-TIPP

Bleiben Sie bei der Weisheit: Salzige Speisen sind salzig, süße Speisen sind süß. Ignorieren Sie die Tatsache, dass der fertige Krautsalat mitunter mehr Zucker enthält als eine Cremeschnitte.

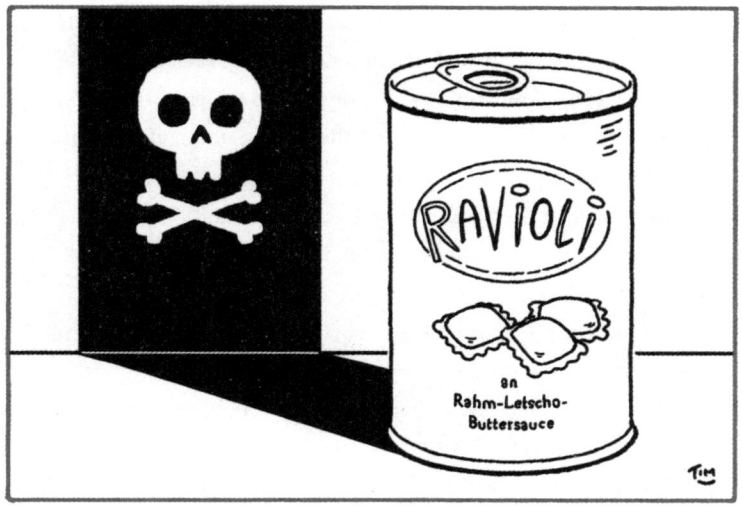

Die Dose macht das Gift!

Zuckersteuer für Zuckerstreuer

Die Idee, eine Steuer auf Limonaden einzuführen, die ja als Zucker-bomben gelten, ist nicht neu. So wurde vor einigen Jahren in Groß-britannien eine süße Steuer eingeführt, für Getränke ab fünf bzw. acht Gramm Zucker pro 100 Milliliter. Man erhofft sich davon gesündere

Inselbewohner und nebenbei auch eine gesündere Staatskasse. Ob der geneigte Brite jedoch tatsächlich auf sein geliebtes Ginger Ale verzichtet und stattdessen zum »Earl Grey Tea without sugar, milk and Earl« greift, weil dieser um fünf Pence billiger ist, wäre zu hinterfragen. Auch in anderen Ländern wurde die Softdrinksteuer eingeführt, so berichten Mexiko, Norwegen oder die USA von Erfolgen.

Die Geschichte lehrt uns allerdings, dass Steuern auf ungesunde Dinge nicht allzu abschreckend wirken: So teuer können Zigaretten gar nicht sein, so viel Mineralölsteuer lässt sich auf den Sprit gar nicht draufschlagen. Die Menschen mögen dadurch zwar ärmer werden, es qualmt aber nicht minder maßlos aus Mündern und Auspuffen. Dennoch konnte die Auswertung von 300 Studien zeigen, dass ein Effekt da ist: Empfindlich höhere Preise senken die Nachfrage. Vermutlich kurzfristig, denn die Lebensmittelketten umgehen diesen ungeliebten Trend mit 2-zu-1-Aktionen und Mega-Pack-Angeboten. Wie immer bleiben die qualitativ höherwertigen und damit auch gesünderen Bio-Produkte liegen, deren Erwerb so manche Großfamilie in existenzielle Krisen stürzen würde.

In Dänemark wurde die 2011 eingeführte Fettsteuer auf Lebensmittel mit gesättigten Fettsäuren 2013 wieder fallengelassen. Die Dänen haben ihre Ernährungsgewohnheiten dadurch nicht verändert. Und sind deshalb auch nicht dicker als alle anderen.

Dass immer wieder versucht wird, mit Steuern Gesundheit zu machen, mag zwar von der Grundidee gut gemeint sein, bringt jedoch wenig. Auch Awareness-Kampagnen haben nicht den durchschlagenden Erfolg, den man sich wünscht: Eine Informationssendung über schädliche Ernährungsgewohnheiten führt hier ebenso wenig ans Ziel wie ein Werbeplakat mit »Zucker ist ein mieser Verräter«.

Bleibt also nur, den Menschen die Selbstverantwortung zu überlassen. Eine Maßnahme, die man im Grunde des staatsmännischen Herzens jedoch zutiefst fürchtet.

WARUM FASTEN GESUND IST

Abgesehen vom Nationalsport »Diätwahn« kann eine freiwillige Reduktion des Nahrungsangebots oder gar ein vorübergehender Verzicht auf Essen auch aus medizinischer Sicht sinnvoll sein. Dies würde sogar der Natur des menschlichen Organismus entgegenkommen, der von Haus aus eigentlich gar nicht dafür gebaut ist, pausenlos etwas Essbares in sich hineinzustopfen. Zeiten des Mangels ermöglichen es dem Körper, ein paar überschüssige Reserven anzuzapfen, sich stoffwechselmäßig ein wenig zu regenerieren und auch mal durchzuatmen. Das schlimme Wort dazu ist »fasten«. Bei den meisten Menschen weckt das sofort bestimmte Assoziationen – sie sehen Gandhi vor sich, asketische Mönche oder Bambussprossen, auf denen man im Chinarestaurant bei der »Fastenspeise des Buddha« lustlos herumkaut. Dennoch sei an dieser Stelle zumindest eine Baby-Lanze für die zeitweise Nahrungskarenz gebrochen.

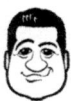 **Manche Menschen wären gesünder, wenn sie für kurze Zeit auf nur drei Dinge verzichten würden: Fett, Eiweiß und Kohlenhydrate.**

Ronny Tekal

Unser Körper reagiert auf Überfluss mit Funktionsstörungen. Entbehrungen kann er hingegen weitaus besser tolerieren, sofern wir dabei eine gewisse Grenze nicht überschreiten. Mehr noch. Er braucht diese Entbehrungen ab und zu, um sich gut zu fühlen und innere Reinigungsprozesse in Gang zu setzen. Nicht umsonst gilt in einer übersättigten Gesellschaft Fasten als Luxus, den man sich ab und zu leisten kann. Ein Körper, der jahrzehntelang überfüttert wurde, reagiert auf eine rasch verringerte Futterzufuhr naturgemäß mit Panik. Es ist aber nach wie vor unklar, ob es die Giftstoffe sind, die beim Fasten nach einigen Tagen zur sogenannten Fastenkrise führen, oder ob sich schlicht der Zorn auf jene Menschen entlädt, die unverschämt viel in sich reinfuttern, ohne ein Gramm zuzulegen.

So funktioniert das mit dem Fasten

Tatsächlich führt das Heilfasten, das als effektive Methode gegen Stress propagiert wird, erst einmal zu – Stress. Auch der Cholesterinspiegel, wegen dem man sich vielleicht zu einer Fastenkur überreden ließ, steigt zunächst kräftig an. In dieser Phase den betreuenden Arzt der Quacksalberei zu bezichtigen und sich in ein fernes Fast-Food-Restaurant abzusetzen, wäre jedoch voreilig. Denn dies sind ganz normale Vorgänge. Das freigesetzte Cholesterin sorgt dafür, dass der Körper neben dem Zucker auch die Fettreserven als Energiequelle anzapft, und das ist im Sinne des Erfinders. Wer ein wenig durchhält, wird auch von seinen Hormonen belohnt. Denn nachdem das Stresshormon Cortisol mitbekommen hat, dass es sich da draußen nicht um eine existenzbedrohende Hungerkatastrophe, sondern nur um einen weiteren Spleen des Körperbesitzers handelt, zieht es sich wieder zurück und macht anderen Hormonen Platz, zum Beispiel dem glücklich machenden Serotonin.

Fasten ist zweifelsfrei gesundheitsfördernd. Dies bezeugen auch Untersuchungen von Mikrobiologen, wie dem in Graz tätigen Frank Madeo, der die zeitlich befristete Nahrungskarenz als lebensverlängernde Maßnahme sieht. Denn der Körper beginnt nicht nur auf die Reserven zurückzugreifen, sondern nutzt diese Zeit auch, um in seinem Inneren ein wenig klar Schiff zu machen. Autophagie ist das Zauberwort, das den inneren Müll einsammelt und in der Müllverbrennungsanlage der Zelle verheizt. So wird es durch das Recycling kuschelig warm.

Autophagie – körpereigene Müllabfuhr

Forschungen haben gezeigt, wie die Autophagie funktioniert: Der Prozess setzt in der Zelle ein, wenn sie über einen längeren Zeitraum keinen Nachschub an Energie bekommen hat und auch die Körperspeicher ausgeschöpft sind. Das ist bei Frauen normalerweise nach rund 12 Stunden der Fall, bei Männern nach rund 14 Stunden.

Die Zelle entsorgt dann defekte oder fehlerhafte Proteine und führt sie ganz im Sinne der Nachhaltigkeit dem Recycling zu. Dank der Wiederverwertung hat die Zelle danach sogar noch mehr Energie zur Verfügung, die sie fleißig verbrennen kann. Dieser Prozess wirkt wie ein Großputz und dient dazu, den Körper gesund zu erhalten. Er wird durch Fasten in Gang gesetzt, erfreulicherweise aber auch durch die Substanz Spermidin.

FASTENBOOSTER SPERMIDIN

Spermidin ist ein eiweißähnlicher Stoff, der, zurzeit als einzige Substanz, bewiesenermaßen die Autophagie in Gang setzt. Mehr als hundert internationale universitäre Forschungseinrichtungen beschäftigen sich mit diesem Eiweiß. Damit gehört es – trotz der relativ kurzen Zeit, in der man sich wissenschaftlich damit auseinandersetzt – zu den am besten untersuchten Stoffen.

Spermidin wirkt ähnlich wie Fasten. Man nimmt damit aber nicht ab, hingegen zeigen sich die günstigen Effekte auf den Stoffwechsel, auf Herzgesundheit, Gedächtnis- und Lernfähigkeit. Es gilt damit als aussichtsreichster Kandidat im Rennen um die beste Anti-Aging-Substanz. Wer also fasten will, ohne zu fasten, der könnte hier fündig werden. Spermidin ist enthalten in gut sortierten Weizenkeimen, Pilzen, Käsesorten und – der Name verrät es – Ejakulat.

Fasten im Schlaf

Wer dem Fasten nichts abgewinnen kann und meint, das würde ihm nur im vollnarkotisierten Zustand gelingen, kann beruhigt sein. Denn auch im Schlaf fasten wir. Obwohl diese Tatsache ob ihrer Plausibilität gar nicht erwähnenswert wäre, scheint es sich noch nicht herumgesprochen zu haben.

Wenn man schläft, isst man nicht. Da man dabei aber auch nicht tot ist, verbraucht man Energie. Und zwar gar nicht mal weniger als im Wachzustand: für die Atmung, den Herzschlag, die Heizung, den Stoffwechsel. Dafür werden die körpereigenen Energiereserven verheizt – so man nicht kurz vorher die handliche 300-Gramm-Schokoladentafel auf Kopfkissen als Betthupferl und externen Brennstoff in sich reingestopft hat.

Es lebt also länger, wer seinen Körper nicht täglich vor den vollen Napf setzt. Für Überfluss ist er eben nicht geschaffen und er beginnt zu rosten.

DIÄTWAHNSINN-TIPP
Überlassen Sie das Fasten asketischen Mönchen, veganen Fundamentalisten und Feinden.

WISSEN MACHT SCHLANK – KLEINE HORMONKUNDE

Das Thema Ernährung zählt neben Diät, Sex und Sex-Diät zu jenen Dingen, die die übersättigten Menschen dieser Welt am meisten interessieren. Durch das Verständnis der Zusammenhänge können Sie sich also nicht nur zusammenreimen, wo Sie ansetzen könnten, um Ihr Idealgewicht zu erreichen, sondern Sie können mit dieser Thematik auch größere Gesprächsrunden in Grund und Boden langweilen.

Leptin liefert ein sattes Signal

Fettzellen sind unbeliebt, aber notwendig. Niemand kann mit leerem Tank herumfahren und so findet sich in jeder dieser Adipozyten ein Tropfen Öl, auf den der Körper in schlechteren Zeiten zurückgreifen kann. Damit den Fettzellen nicht langweilig ist, kommunizieren sie über Hormone mit ihrer Umgebung. Der Botenstoff Leptin teilt etwa dem Gehirn mit, dass man satt ist. Klingt vernünftig. Werden die Zellen jedoch durch Anfütterung zu viele und zu groß, so bilden sie eine Vielzahl von sogenannten Adipokinen (Fettgewebshormonen) und überschwemmen die nähere Umgebung mit Stoffen, die Entzündungen verursachen oder sonst irgendwie einen schlechten Einfluss auf den Organismus ausüben. Deshalb fühlen sich so viele Mediziner bemüßigt, ihre gesamte Kundschaft auf Diät zu setzen.

Leptin wird vorwiegend im Viszeralfett produziert, das ist das Bauchfett rund um den Darm, das im Ruf steht, als abdomineller Sprengstoffgürtel das ungesündeste aller Fettdepots in unserem Körper zu sein. Dennoch sorgt das Hormon dafür, das unser Verlangen nach Essen gebremst wird. Es dockt an Hypothalamus-Rezeptoren im Gehirn an und gibt das Signal »Satt!«. Zudem kurbelt es den Stoffwechsel an, und zwar dann, wenn diese Fettzellen gut gefüllt sind.

Eigentlich sollte man meinen: Je mehr Fettzellen man sein Eigen nennt, desto mehr Leptin wird produziert. Und tatsächlich haben krankhaft übergewichtige Personen einen erhöhten Leptinspiegel. Allerdings scheint bei ihnen die Wirkung dieses Hormons im Gehirn nachzulassen. Man spricht von Leptinresistenz. Zusätzliches Leptin zu futtern ändert an dieser Tatsache nicht viel. Um das Hormon wieder wirksam zu machen, muss man vielmehr die Sensitivität der Rezeptoren erhöhen. So weit die Forschung.

Ein niedriger Leptinspiegel und Leptinresistenz machen also hungrig und bremsen die Fettverbrennung. Eine Diät senkt den Leptinspiegel. Die Schlussfolgerung ziehen Sie bitte selbst.

Die findigen Abnehmjunkies haben indes einen Wirkstoff entdeckt, der die Sensitivität von Leptin wiederherstellen soll: in Wilfords Dreiflügelfrucht. Diese zur Gänze giftige ostasiatische Kletterpflanze enthält Celastrol und wird gerne in der TCM eingesetzt.

Nicht nur, weil es unserem erklärten Ziel des Diätwahnsinns im Grunde abträglich ist, soll es ausdrücklich kein Tipp sein, sich die überaus toxische Pflanze auf den hausgemachten Mayonnaise-Salat à la Mama zu bröckeln. Es ist zwar scheinbar tatsächlich auf dieser Welt gegen alle Beschwerden ein Kraut gewachsen, die Natur pfeift jedoch gerne darauf, die Nebenwirkungen als Warnhinweis an die Pflanzen zu heften.

Es geht aber auch anders: Da Leptin, dieses appetithemmende Hormon, im Schlaf vermehrt produziert wird, was sinnvoll scheint, damit wir nicht nachts stündlich zum Kühlschrank pilgern, führt auch chronischer Schlafmangel längerfristig zu Übergewicht.

DIÄTWAHNSINN-TIPP

Halten Sie den Leptin-Ball möglichst flach. So kommt das Gefühl der Sättigung nie so richtig auf.

DIE SCHRÄGSTEN DIÄTEN ALLER ZEITEN

Elektronischer Bauchgurt

Wie man es aus dem Tele-Shop kennt: Der Gurt massiert und trainiert den Bauch mit elektrischen Impulsen weg, ohne dass man von der Couch aufstehen muss. Wirkung höchst fraglich, aber rasch zugreifen, denn es gibt nur noch drei Exemplare!!

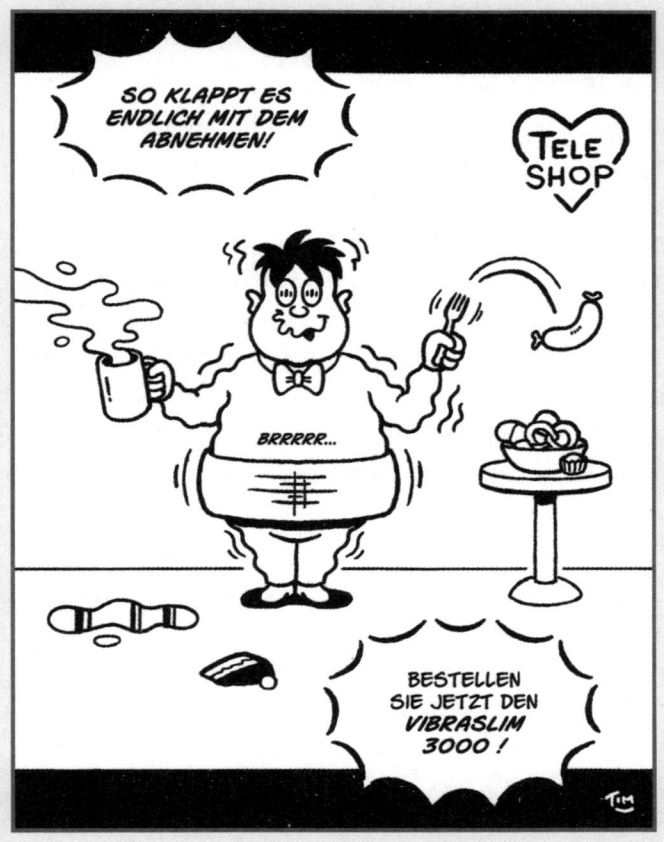

Ghrelin verführt zum Essen

Das Appetithormon Ghrelin ist Ihr Verbündeter auf dem Weg zum
Dickwerden. Daher wollen wir es Ihnen hier vorstellen.

Ghrelin gehört zu den gemeinen Hormonen. Damit sprechen wir
nicht vom biologischen Begriff »gemein«, sondern von der ganz normalen Gemeinheit, im Sinne von »fies«. Das Hormon teilt dem Hirn
mit, ob wir Appetit haben oder nicht. Das ist praktisch. Allerdings
veranlasst es uns mitunter auch, Appetit zu entwickeln, obwohl wir
satt sind. Und genau das ist gemein.

Muss der Körper hungern, so hat er eine negative Energiebilanz.
Dadurch kommt es zu einem erhöhten Ghrelinspiegel. Hat der Körper
alles, was er so braucht, und noch einiges darüber hinaus, verhält es
sich umgekehrt. So weit, so gut. Ghrelin regt aber nicht nur den
Appetit an, sondern verhindert als Gegenspieler des Wachstums-
hormons auch den Fettabbau. Also ist man hungriger und nimmt
weniger ab. Mehr kann man von einem Hormon echt nicht verlangen!
Dazu kommt, dass es vor allem bei kalorienreichem Essen lange
dauert, bis der Ghrelinspiegel wieder absinkt. Daher ist es normal, in
einem Fast-Food-Restaurant sofort nach dem Verzehr eines Double-
Whopper-Super-Size-Royal-Flash-Burgers vor lauter Hunger einen
zweiten zu bestellen.

DIÄTWAHNSINN-TIPP

Bestellen Sie im Fast-Food-Restaurant rasch einen zweiten
Burger, solange Sie noch hungrig sind. Es könnte nämlich sein,
dass Sie 10 Minuten später gar keinen Appetit mehr darauf
haben.

Warum nimmt man vom Anschauen der Torte zu?

Der Anblick von Essen sorgt nicht nur für den Pawlow'schen Speichel-fluss, sondern führt auch zur Ausschüttung des Appetithormons Ghrelin. Warum das sinnvoll ist, ist entwicklungsgeschichtlich rasch erklärt: Da unsere Vorfahren nicht immer etwas zum Futtern hatten und sich ein Clan möglicherweise über Wochen von einer halben Rübe ernähren musste, war das erlegte Mammut im wahrsten Sinn des Wortes ein gefundenes Fressen.

Menschen, die sich mit den Worten »Danke, hab heute keinen Hunger!« vom Mittagstisch entfernten, mussten damit rechnen, längerfristig zu verhungern, weil am nächsten Tag möglicherweise nichts mehr da war. Damit auch alle ordentlich zulangten, half Ghrelin dabei, den Appetit aufrechtzuerhalten, solange man des Mammutbratens ansichtig war. So weit, so sinnvoll. Die nächste erfolgreiche Jagd lag in ferner Zukunft und man konnte von den angegessenen Fettreserven zehren.

Das Problem ist, dass wir heute bereits nach zwei Stunden den Kühl-schrank öffnen und uns der nächste Mammutbraten anlacht. Das Ghrelin, das im 21. Jahrhundert nach wie vor in unserer Blutbahn schwimmt, tut seine Schuldigkeit.

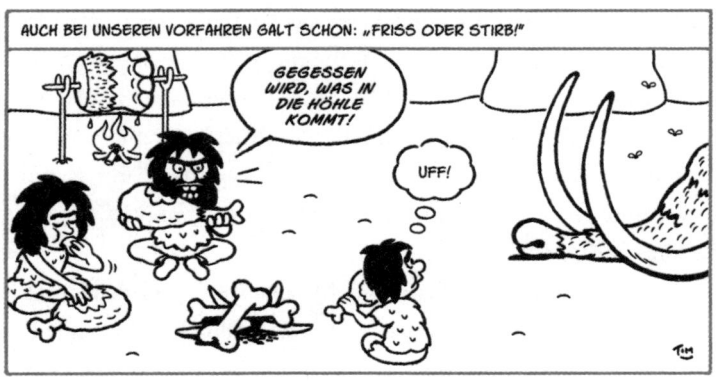

VERTEILEN SIE ESSBARES IN DER WOHNUNG

Wie wichtig es sein kann, Nahrung ins Blickfeld zu rücken, lässt sich im Tierversuch ganz leicht erkennen: Nicht in einem umstritten brutalen Laborexperiment, sondern in der liebevollen Feldstudie an Wohnungskatzen, die abseits der Hauptmahlzeiten mit Leckerlis zu Kunststücken verleitet werden. Unter dem Kopfpolster, hinter dem Schrank oder in der Mikrowelle verstecktes Trockenfutter soll als Anreiz dienen, dem Spieltrieb der faulen Stubentiger auf die Sprünge zu helfen. Der Tiger springt indes nur mäßig, sondern schlendert gemütlich von Futterstation zu Futterstation, sodass Veterinärmediziner in den letzten Jahren eine deutlich steigende Zahl an Haustieren mit Diabetes verzeichnen. Das sollte uns auf die Idee bringen, es ähnlich anzugehen. Verteilen Sie kleine Naschereien in allen Räumlichkeiten, nach Möglichkeit sichtbar. Spielerisch können Sie sich dann durch Küche, Wohnzimmer, Bad und Toilette futtern, ohne das Gefühl zu haben, an diesem Tag bereits etwas gegessen zu haben. Mitunter ist das auch das die Erklärung dafür, warum man zunimmt, obwohl man gar nichts isst.

In die Augen, in den Sinn

Tatsache: Solange wir Essen sehen, werden wir wenn auch keinen Hunger, so zumindest Appetit bekommen. So ekelig und verbrannt können die Weihnachtskekse gar nicht sein: Stehen sie in einer Schüssel auf dem Tisch, so wird man jedes Mal zulangen, wenn man daran vorbeigeht. Man könnte die Süßigkeiten natürlich wegräumen, etwa in einen hohen Küchenschrank – aus den Augen, aus dem Sinn. Hat man Lust darauf, muss man zumindest einen Klimmzug machen, um an die Ware ranzukommen.

Die Lebensmittelindustrie hat diesen Mechanismus natürlich längst überzuckert und wirbt mit überlebensgroßen Abbildungen von Speisen. Das Foto eines saftigen Burgers führt rascher zu Appetit als der

Schriftzug »saftiger Burger«. Auch wenn wir nur an Essen denken, wenn wir nur das Wort »Essen« an der Autobahnabfahrt in Nordrhein-Westfalen zu Gesicht bekommen, braucht es zusätzlich einen visuellen Reiz. Am Münchner Max-Planck-Institut für Psychiatrie zeigte man Versuchspersonen Bilder von Speisen. Und obwohl sie bereits gegessen hatten und satt waren, konnte damit ihr Ghrelin im Blut gesteigert werden.

Wie beim Leptin funktioniert der Ghrelin-Stoffwechsel bei übergewichtigen Personen leider nicht mehr so wie vorgesehen. Das bedeutet, das Signal »Ich hab Lust, was zu essen« wird auch dann gesendet, wenn sie gerade erst vom Mittagstisch aufgestanden sind.

DIÄTWAHNSINN-TIPP

Behalten Sie Nahrung stets in Ihrem Blickfeld, statt sie wegzuräumen. Hübsch angerichtete Speisen sorgen für den nötigen Appetit. Selbst wenn Sie keinen Hunger haben. Und warten Sie mit dem Einkauf bis zu dem Moment, wo der Magen so richtig knurrt!

Insulin verhindert zuverlässig die Fettverbrennung

Insulin ist ein Hormon, das dank Diabetes zu weltweitem Ruhm gekommen ist. Es regelt den Blutzuckerspiegel und sorgt dafür, dass sich die Trümmer einer Kalorienbombe auf Muskel-, Fett- und Leberzellen verteilen. Es speichert also die energetischen Bestandteile in verschiedenen Organen, damit sie im Falle eines Energiemangels mal rasch, mal weniger rasch wieder zur Verfügung stehen. Dass der Mensch schon nach wenigen Stunden wieder Nachschub in sich reinschaufeln wird, begreift das Insulin bis heute nicht. Armes, einfältiges Hormon!

Denn ist aufgrund frischer Nahrungszufuhr der Blutzuckerspiegel hoch, muss das nun herbeigerufene Insulin davon ausgehen, dass wir in einer Zeit des Überflusses leben. Es wäre daher nicht notwendig, ja geradezu fahrlässig, wenn der Körper beginnen würde, die Reserven anzuknabbern oder gar zu verheizen. Kurz gesagt: Insulin bremst auch noch die Fettverbrennung. Damit gilt es als der Antichrist diätischer Strategien, als das »Dickmacher-Hormon« par excellence.

Denn wenn Zellen, die durch den pausenlosen Snack zwischendurch und den andauernd hohen Blutzuckerspiegel immer wieder vom Insulin aufgefordert werden, Zucker aufzunehmen, quasi gemästet werden, bis sie nicht mehr wollen oder nicht mehr können, dann ignorieren sie das Insulin und – wie man es eben so macht in einer zerrütteten Partnerschaft – tauschen das Schloss der gemeinsamen Wohnung aus. Sie werden zunehmend resistent, das Insulin klopft ungehört an die Türen. Die Sache endet zwar nicht vor dem Scheidungsrichter, aber zumindest vor dem Internisten, der einen Diabetes attestiert.

Dem Insulin keine Pausen gönnen

Daher hat die Idee durchaus etwas für sich, zwischen den Mahlzeiten auf Zwischenmahlzeiten zu verzichten, beziehungsweise auch zwischen den Zwischenmahlzeiten auf Zwischenmahlzeiten zu verzichten. Denn vor allem kohlenhydratreiche Kost oder gezuckerte Getränke sorgen dafür, dass das Insulin immer wieder arbeiten muss. Tatsächlich kann der Körper mit vielen Dingen umgehen, übersteht auch längere Phasen der Entbehrung, so diese kein Dauerzustand sind, ohne bleibende Schäden. Womit er aber nicht umgehen kann, ist Überfluss. Dann kommt er auf dumme Gedanken.

Lohnenswert ist der Versuch, sich zumindest eine Zeit lang vom Kühlschrank fernzuhalten. Es muss ja nicht gleich eine 40-Tage-Fastenkur draus werden. Für den Anfang könnte man mal mit fünf Stunden Nahrungskarenz beginnen. Eine Zeit, die man zwischen den Mahlzeiten verstreichen lässt, in der man die Hormone ihre Aufräumarbeit machen lässt, ohne den Körper weiter zu beliefern – auch ohne den gesunden Apfel dazwischen, versteht sich. Diese Zeit kann für den zivilisierten Mitteleuropäer unendlich lange sein.

Diese zeitlich begrenzte Nahrungskarenz ist Kernpunkt der Intervallfastenprogramme 16:8 oder 10in2 und auch dem Dinner-Cancelling.

DIÄTWAHNSINN-TIPP
Halten Sie Ihren Insulinspiegel auf Trab und füttern Sie Ihren Körper stündlich wie ein Tamagotchi.

Am Gängelband der Hormone

In regelmäßigen Abständen (meist vor der Badesaison) berichten bunte Zeitungen davon, dass man nun das eine, das ultimative Hormon gefunden habe, das die Kilos ohne Zutun in den Keller rasseln lasse. Daneben ein Bild, auf dem ein ohnehin schon besorgniserregend schlankes Model genussvoll in ein Salatblatt beißt. Dass man bei dieser Ernährung gar kein Hormon mehr braucht, erscheint offensichtlich.

Auf der anderen Seite sind es nicht nur die Kalorien, die uns zur Körperfülle verhelfen. Isst man nämlich mehr Salatblätter als die Dame im Magazin, dazu noch ein wenig Dressing, eine dünne Scheibe Vollkornbrot, eine klare Gemüsesuppe mit Einlage, einen Hauptgang und zwei Desserts, so kommt es auch darauf an, wie unsere Hormone arbeiten und ob sie es zustande bringen, die angekommene Nahrung vor dem Eintreffen der nächsten Lieferung fachgerecht zu verstauen. Das ist von Mensch zu Mensch sehr unterschiedlich und manche verheizen die zugeführten Energiebriketts zu Sauerstoff und Rosenwasser. Leider aber immer nur die anderen.

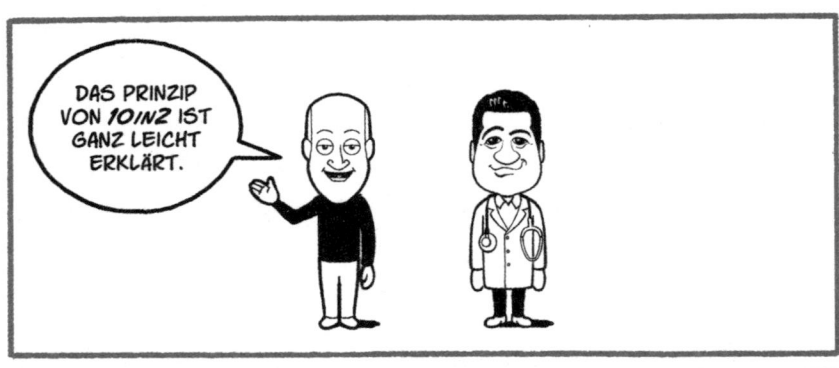

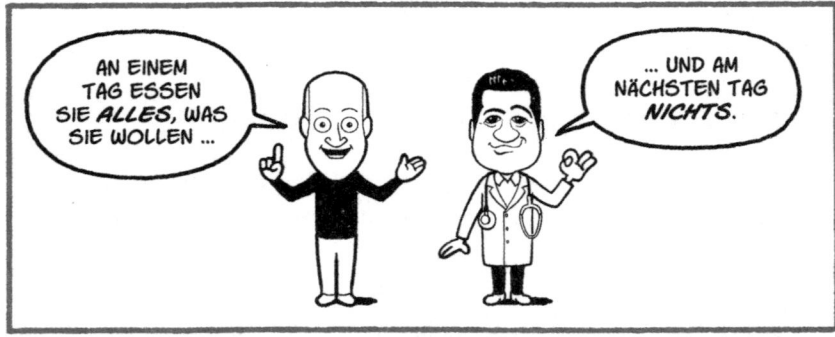

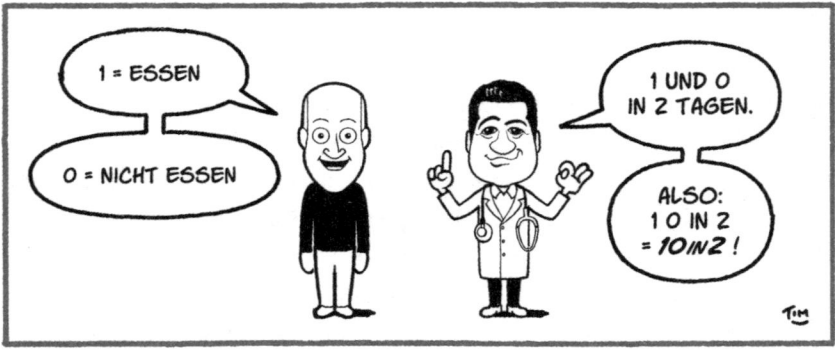

Östrogen – die Grande Dame unter den Botenstoffen

Hormone haben selbstredend einen Einfluss auf den Stoffwechsel. Östrogene etwa können den Appetit anregen, zudem sorgen sie dafür, dass vermehrt Wasser eingelagert wird. Ist zwar nebensächlich, schlägt sich jedoch auf der Waage nieder.

Östrogen modelliert den weiblichen Körper und benötigt dafür nicht zuletzt eine Menge, sagen wir mal Baumaterial. Es begünstigt also die Entstehung von Fettgewebe, leider auch des inneren Bauchfetts. Dass man unter dem Einfluss dieses weiblichen Kardinalhormons zunimmt, wissen viele Frauen, die täglich eine entsprechende Pille zur Verhütung einwerfen. Obwohl man von so einem kleinen Ding weder satt wird noch viel davon isst, scheint die Waage oft anderer Meinung zu sein.

Mit den Wechseljahren wähnt man sich sicher vor dem Einfluss des Östrogens auf die Kilos, da das weibliche Geschlechtshormon nun in geringerer Menge produziert wird. Da nach dem Wechsel jedoch auch weniger von dem Gelbkörperhormon Progesteron vorliegt, haben wir die Situation eines »relativen Östrogenüberschusses«, also ein Zuviel auf niedrigem Niveau, aber immerhin ein Zuviel, also eine Östrogen-Dominanz.

Auch Männer sind vor der Wirkung der weiblichen Geschlechtshormone nicht gefeit. Es ist eine Tatsache, dass Hormone auch unabhängig vom Geschlecht ihre Wirkungen entfalten können: Östrogene lassen auch bei Männern die Fettpolster und das Brustdrüsengewebe wachsen.

Wer nun den übermäßigen Bierkonsum als Grund dafür ins Rennen führt, liegt nicht ganz falsch. Tatsächlich wirkt es, als ob so mancher männliche Oktoberfestbesucher ein ähnlich pralles Dekolleté hätte wie die Servierkräfte. Diese umgangssprachlich nicht sehr schmeichelhaft als »Bier-Titten« bezeichneten Veränderungen der männlichen Brust nennen die Fachleute »Gynäkomastie«. Sie wird immer wieder mit den im Hopfen enthaltenen pflanzlichen Wirkstoffen, den Phytoöstrogenen, in Zusammenhang gebracht. Östrogenfreies Bier für sensible Trinker wird es jedoch auch in Zukunft kaum geben, gebietet doch das Reinheitsgebot, nichts an der Grundrezeptur zu ändern.

Schilddrüsenhormone bringen den Körper auf Touren

Von allen hauptberuflichen Hormondrüsen beeinflusst vermutlich die Schilddrüse unseren Stoffwechsel am meisten. Die von dem Organ in der Mitte des Halses produzierten Hormone T3 und T4 greifen regulierend in den Stoffwechsel, den Wärme- und Energiehaushalt ein. Wie bei einem Automotor im Leerlauf sorgt die Schilddrüse normalerweise für ein wohliges Brummen. Eine Überfunktion lässt sich mit einem zu hoch eingestellten Standgas vergleichen, das Herz rast, es ist uns heiß, wir schwitzen, bekommen Durchfall und verbrennen die Reserven. Im Gegensatz dazu bewirkt eine Unterfunktion, dass wir nur schwer in die Gänge kommen, frösteln, verstopft sind und Gewicht zulegen. Die Schilddrüsenunterfuktion ist also eine der wenigen guten Ausreden, die man hat, wenn man einige Kilos zu viel auf die Waage bringt, obwohl man »täglich nur eine halbe Karotte« zu sich nimmt.

Scheinschwanger mit der Hollywood-Diät

Ein weiteres Hormon wollen wir Ihnen nicht vorenthalten, eignet es sich doch vortrefflich zum Abnehmen: Es heißt Beta-HCG und ist das erste Hormon, das von der befruchteten Eizelle ausgesandt wird, sozusagen der Gruß aus der Mutterküche. Es dient dazu, dem mütterlichen Organismus zu vermitteln, dass er sich auf eine künftige Schwangerschaft vorbereiten soll. Gleichsam dient dieses Hormon, wenn es im Urin der Schwangeren bestimmt wird, als zuverlässiges Zeichen eines –

je nach Lebenslage – geglückten oder zu unvorsichtigem Koitus, denn mit dem Schwangerschaftstest wird genau dieses Hormon gemessen. Man kann sich das Schwangerschaftshormon für Diätzwecke zunutze machen: Der britische Arzt Albert Simeons hat in den 1960er-Jahren in Privatkliniken in Rom und Hollywood eine Methode entwickelt, die vor allem bei den betuchten Filmstars auf große Resonanz stieß. Bei der HCG-plus-Diät injiziert man dem Körper über ein paar Wochen das Hormon HCG und setzt ihn auf eine deutlich reduzierte 500-Kalorien-Kost. Damit wird zweierlei erreicht: Zum einen gerät der Körper in Panik, da er eine Hungersnot bemerkt. Zum anderen versucht der einfältige Organismus, der ja glaubt, schwanger zu sein, alles nur Erdenkliche zu tun, um das ungeborene Kind am Leben zu erhalten – und knabbert die eigenen Fettreserven an. Ein Trickbetrüger könnte es nicht besser machen.

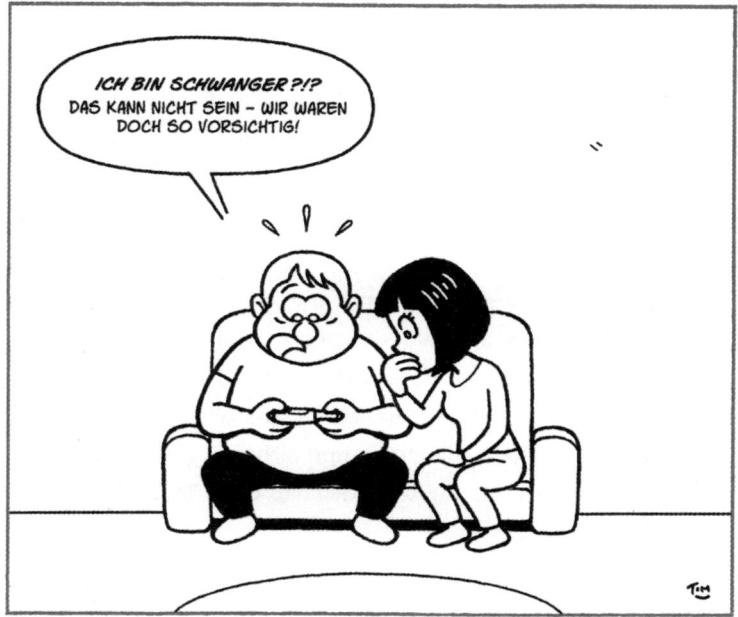

BEWEGUNG WIRD AUCH ÜBERSCHÄTZT

Bewegung ist gesund und verlängert unser Leben, lautet das gängige Motto der Gesundheitsdienstleister. Dennoch gibt es auch Bewegungsprogramme, die ein vorzeitiges Ableben mit sich bringen können. Und da ist jetzt Bungee-Springen mit einem Seil, das zur Sicherheit einen Meter länger ist, gar nicht berücksichtigt. Als Begleitmaßnahme zum Übergewicht und zum eventuell gleichzeitig bestehenden Bluthochdruck gibt es eine Reihe von Möglichkeiten. Sie müssen nur die für Ihren Geschmack richtige finden.

»Zu wenig Bewegung«-Programm

Wenn Sie von Ihrer Grundeinstellung her eher auf der faulen Seite beheimatet sind, ist das »Zu wenig Bewegung«-Programm für Sie goldrichtig. Ihr Lebensmotto muss dann sein:

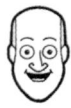 **Jede Bewegung, die nicht direkt zur Nahrungsaufnahme oder Fortpflanzung führt, ist in sich pervers.**

Bernhard Ludwig

Sie werden staunen, dass sich das Gewicht eine Zeit lang gut unter Kontrolle halten lässt. Denn zum Glück wiegt Fettgewebe weitaus weniger als Muskelgewebe. Ein Kubikzentimeter Muskel (ca. 1,05 Gramm) wiegt um rund 12 Prozent mehr als Fett (ca. 0,94 Gramm). Das ist zwar im Vergleich zum Knochen (1,70 Gramm) nicht viel, allerdings gibt es zurzeit keine wirklich wirkungsvolle Methode, einen Teil des Skeletts durch Fettmasse zu ersetzen.

Jedes Training, das die Muskulatur kräftigt und die Fasern dicker werden lässt, geht auf Kosten eines niedrigen Gewichtes. Und einen Vorteil hat dieses Programm allemal: Verletzungen sind beim Aufenthalt auf der Couch nahezu ausgeschlossen, sodass Bänderrisse und traumatisch verschlissene Gelenke Ihnen keine Probleme bereiten werden. Abertausende Fitnessgeräte, die dereinst im Discounter besorgt wurden, um endlich jeden Tag trainieren zu können, können Sie nun als Kleiderablage verwenden. Das ist praktisch und schont die Muskeln.

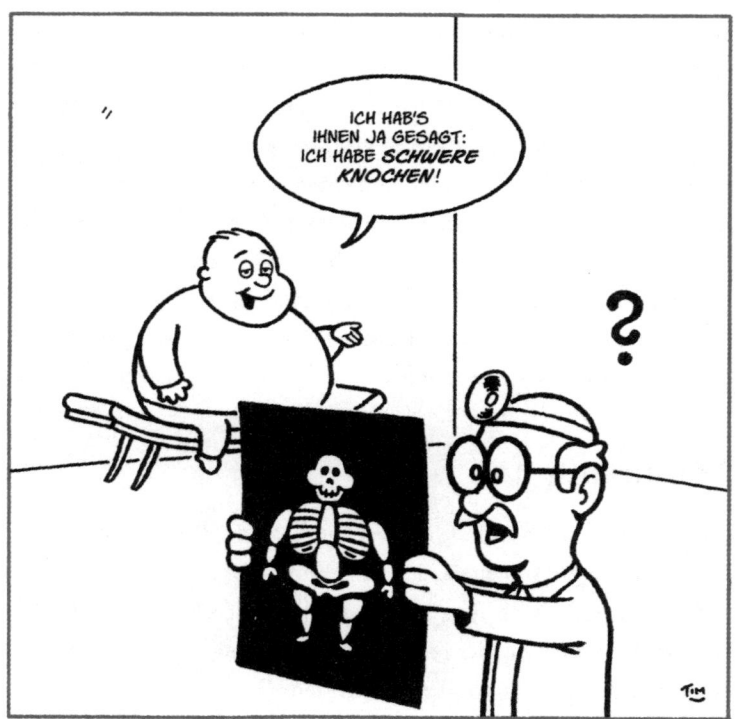

DIÄTWAHNSINN-TIPP

Als »Bewegungsprogramm« bezeichnet man einen breiten Bereich, in dem man seinen Körper mobil und kräftig hält.
Dies vermeiden Sie bitte!

»Zu viel Bewegung«-Programm

Dieses Programm bietet sich selbstverständlich für beide Geschlechter an, kann zur Sucht werden und begleitet auch zahlreiche Essstörungen. Vor dem Schlafengehen, nach dem Schlafengehen nicht 5, nicht 10, sondern 50 Kilometer flottes Joggen und beim Schlafen Sit-ups. Der Körper soll tunlichst nicht in den Bereich der Entspannung kommen, Schmerzen, die durch die Überlastung entstehen können, sind nicht nur mögliche Begleiterscheinung, sondern explizit erwünscht. Gerade für etwas übergewichtigere Personen mit unbekannter Blutdrucksituation eignet sich das »Zu viel Bewegung«-Programm hervorragend, um sich Gelenkschäden und einen Herzinfarkt einzuhandeln. Kalte Hände beim Laufen, kalter Schweiß und das Knappwerden von Luft bei der Belastung, sodass man sich nicht mehr unterhalten kann, sind wertvolle Begleiter beim Verlassen des aeroben Bereiches (Fast-Exit-Strategie). Zu viel Bewegung, ohne sich vorher vom Arzt untersuchen zu lassen, lässt den Herzmuskel schnell an die Grenzen kommen.

Abnehmen und Sport

Die Tränen der Verzweiflung auf den Laufbändern dieses Landes werden nur durch die Tränen danach auf den Waagen dieses Landes übertroffen. Die Auffassung, dass Sport schlank macht, scheint sich nicht zu bewahrheiten. Wer von der Fernsehcouch aus seine schwarzarbeitenden Maurer beobachtet, die vor dem Fenster eine Garage aus dem Boden stampfen, schwitzend, stemmend und im Akkord schwer arbeitend, wird bemerken, dass so mancher Bauarbeiter-Body dennoch eher ausladend ist. Natürlich sind das auch die Muskeln, aber es sind vor allem Limonaden, Würste, Schokoladen und Biere, die diesen Body builden – trotz den gefühlten 5000 verbrannten Kalorien, die zur wiederholten Befüllung des Betonmischers wahrscheinlich verbraucht werden.

Ähnliche Beobachtungen können wir machen, wenn die Waage trotz der vom Arzt und vom Lebenspartner verordneten sportlichen Betätigung in völliger Ignoranz der Umstände das bewährte Gewicht anzeigt. Klar macht Sport gesünder. Er sorgt zumeist für mehr Zufriedenheit und ein längeres Leben. Zwei Stunden Joggen wöchentlich soll, so die »Copenhagen City Heart Study«, das Leben eines Mannes um rund sechs Jahre verlängern. Das wären bei 80 Jahren insgesamt ein knappes Jahr lang Laufen für sechs Jahre Bonuszeit. Die Kosten-Nutzen-Analyse fällt also positiv aus. Aber taugt Sport tatsächlich zum Abnehmen?

In einer Pressemitteilung informierten die deutschen Sportärzte im Jahr 2012: »Wer 56 Kilometer pro Woche stramm spaziert, nimmt 500 Gramm ab.« Das ist immerhin geschätzte zehntausendmal die Strecke zwischen Couch und Kühlschrank. Ernüchternd. Und in der Aussage klar: Sich gewichtsmäßig herunterzusporteln, ist mühsam. Dazu muss man sich schon näher an seine maximale Leistungsfähigkeit herantasten, also bergauf laufen oder den Kühlschrank auf eine kleine Anhöhe stellen.

Es geht in erster Linie darum, was man oben hineinfüllt. Die gute Nachricht: Will man sein Gewicht halten, so funktioniert das mit regelmäßigem Sport wunderbar. Denn die vermehrte Muskelmasse sorgt auch für einen höheren Grundumsatz. Und dann kann man oben auch wieder etwas mehr reinfüllen.

Aber selbst drei Doppeleinheiten Bauch-Beine-Po pro Tag werden nicht immer das gewünschte Resultat bringen. Zumal oft weder Bauch, noch Bein, noch Po sonderlich dünner werden, sondern andere Stellen, an denen man sich gar keine Reduktion wünscht. Leider lassen sich durch reines Training, ohne einen geschulten Personal Trainer, der gleichzeitig plastischer Chirurg ist und mit dem Messer ein wenig nachhilft, die exakten Orte zum Verschwinden überschüssiger Fettzellen nicht ansteuern. Dies verdanken wir nicht zuletzt unseren Genen.

DIE SCHRÄGSTEN DIÄTEN ALLER ZEITEN

Kochen Sie einfach schlecht!

RUNDUM BETREUT

Ernährungsberater, Life-Coaches, Food-Watcher, Personal-Fat-Observation-Manager – sie alle haben Methoden in ihren Köchern, die beachtliche Erfolge liefern. Sie zeigen ihren Klienten, wie man ein besseres und erfüllteres Leben mit weniger Kilos an den Knochen führt und damit nicht nur schöner, sondern auch erfolgreicher wird. Und tatsächlich nehmen die betreuten Abnehmwilligen auch wirklich ab, ernähren sich gesünder und bewegen sich mehr. Bis der Coach wegschaut.

Sich selbst überlassen, fallen die meisten Leute in alte Muster zurück und es dauert gar nicht lange, bis sie nicht nur das verlorene Gewicht wiedererlangen, sondern auch noch ein paar Kilo darüber hinaus. Woran liegt das? Ist die Betreuung zu wenig engmaschig? Sehen wir uns dazu einen Feldversuch an, der ein wunderbares Lehrstück zum Thema Abnehm-Coaching ist.

The Biggest Loser

In der populären TV-Reality-Show »The Biggest Loser« mussten stark übergewichtige US-Amerikaner (mit einem BMI von über 40) um die Wette Gewicht verlieren. Ein Team an Ärzten, Therapeuten, Ernährungsberatern und Personal Trainern wurde ihnen an die Seite gestellt und dabei wurden keine Kosten und Mühen gescheut. Nach 30 Wochen wurde abgerechnet.

Was war das Ergebnis?

- Die meisten Teilnehmer waren verblüffend schlank geworden (im Schnitt nahmen sie rund 50 Kilogramm ab).
- Sie waren sportlich und top motiviert, dieses neue Leben im neuen Körper auch weiterhin aufrechtzuerhalten.

Dann schaltete die Kamera ab.

Die Wissenschaft blieb aber dran und begleitete die Teilnehmer weitere sechs Jahre. 2016 wurde die Studie im renommierten Adipositas-Journal »Obesity« veröffentlicht. Die Ergebnisse sind ernüchternd:

- 13 von 14 Teilnehmern haben wieder zugenommen.
- 4 von ihnen sind noch schwerer geworden.
- Der erfolgreichste Loser hat danach wieder 100 Kilogramm zugelegt. (Erst, nachdem er sich am Magen operieren ließ, war er der leichteste in der Truppe.)
- Der Grundumsatz hat sich im Schnitt dauerhaft herunterreguliert und die Ex-Teilnehmer verbrauchten nach Jahren, mit nun beinahe demselben Ausgangsgewicht, rund 700 Kalorien weniger pro Tag.

Dumm gelaufen, denn gehen die Scheinwerfer aus, so verabschieden sich auch die freundlichen Coaches in die nächste Staffel.

DIÄTWAHNSINN-TIPP
Melden Sie sich bei »The Biggest Loser« an.

Einen richtig miesen Coach finden

Einen richtig miesen Coach erkennen Sie daran, dass Sie nach dessen vollbrachter Arbeit am liebsten auf der Couch bleiben. Doch wie findet man so ein feines Exemplar eines Abnehmexperten?

- Leicht fällt die Entscheidung, wenn Sie schon mehrere Ab- und Aufspeckkuren hinter sich haben. Kehren Sie doch einfach an den

Diät-Tatort zurück. Kurorte oder Diät-Apostel leben davon, aus diesem Problem einen Running-Joke über das ganze Leben zu gestalten.

- Achten Sie darauf, dass die Relation zwischen dem, was geboten wird, und dem, was es kostet, möglichst weit auseinanderklafft. In der Psychologie nennt man das »kognitive Dissonanz«. Wenn eine Behandlung teuer ist, hilft sie eben einfach mehr.
- Achten Sie auf Vokabeln wie »Blitz«, »Crash«, »Super«, »Alkohol erlaubt«, »Neu« und »Garantiert«! Dann wissen Sie, dass Sie hier gut aufgehoben sind.
- Hervorragend geeignet sind Trainer, die Einzelschicksale beschreiben, um dann für alle das Gleiche anzubieten, also der Schluss von einem auf alle.
- Nehmen Sie die tollen Internet-Bewertungen mit den vielen Sternen für bare Münze. Wenn Papier geduldig ist, dann ist der Bildschirm ein buddhistischer Mönch!

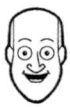 **Noch besser als Diät-Versprechen sind »Nie wieder Diät«-Versprechen. Sie enthalten das beliebte Wort Diät ohne die negative Konnotation, da man diese ja nicht machen muss. Ein genialer Kniff.**

Bernhard Ludwig

ANLEITUNG ZUM DIÄTWAHNSINN – FÜR FACHKRÄFTE

Vereinfacht gibt es zwei Sorten von Übergewichtstherapeuten. Heute heißen sie übrigens Coaches oder Trainer, denn der Begriff Therapeut bedarf einer bestimmten Ausbildung, die es erlaubt, auch kranke Personen zu behandeln und nicht nur Gesunde, die ja eigentlich gar nicht behandelt werden müssten. Die zwei Sorten sind:

1. Apostel, die echt daran glauben, dass sie ein Rezept gegen das Auf- und Abspecken haben. Sie wenden ihre eigenen Spielregeln an und sind daher leicht zu identifizieren, da sie ein permanentes Übergewichtsproblem haben, auch wenn sie zwischenzeitlich einmal dünn sind. Das ist die Mehrzahl.
2. Den Rest machen die dünnen Therapeuten mit dem Erbdefekt einer schlechten Futterverwertung aus. Sie neigen zur Vereinfachung, reduzieren alles auf ein reines Bilanzproblem und halten die Dicken für Willensschwache, die man lebenslänglich begleiten bzw. schröpfen muss.

Beide Gruppen leiden an schlechten Langzeitergebnissen und an der Tatsache, dass es immer schwieriger wird, neue Übergewichtige zu rekrutieren und zu Dauerpatienten zu machen.

Treue Kunden gewinnen

Wenn Sie sich als Diät-Coach nur auf Diät-Opfer spezialisieren, die schon krankhaft übergewichtig sind, werden Sie niemals eine Jacht Ihr Eigen nennen. Bewahren Sie deshalb einen ökonomischen Konservativismus und beharren Sie auf der Idealgewichtswelle: Es macht einfach einen Unterschied, ob per definitionem die Hälfte der Bevölkerung oder nur 10 Prozent als übergewichtig eingestuft werden. Ihre Zielgruppe sind die Normalgewichtigen, die ja die längste Lebenserwartung haben und sich alleine dadurch zum Dauerpatienten eignen. Dauerpatient heißt nicht, das Essverhalten und damit die Körperstatur langsam über Wochen und Monate zu ändern. Konzentrieren Sie sich, auch wenn Sie nur ambulante Möglichkeiten haben, auf Maßnahmen, die maximal drei bis vier Wochen dauern. Zwischendurch brauchen Ihre Opfer Zeit, um wieder zuzunehmen und dann mehr zu wiegen als je zuvor. Keine Angst, bei Ihnen haben sie ja abgenommen. Sie werden wie geprügelte Hunde voll Reue über den Sündenfall an den Diät-Tatort zurückkehren. Noch lukrativer ist es, Sie beteiligen sich an einem bankrotten Hotel in ruhiger Lage und schröpfen stationär. Je weniger Sie zum Essen bieten, desto teurer müssen Sie sein. Halten Sie sich an folgende Faustregel:

200 Kalorien pro Tag: 200 Euro

100 Kalorien pro Tag: 300 Euro

0 Kalorien pro Tag: 400 Euro

Wenn es Ihnen gelingt, in der Zeit der Kur den Körper Ihrer Opfer so zu modifizieren, dass er später mit der gewohnten Alltagskost, bei gleicher Kalorienzufuhr, zulegt, haben Sie alles richtig gemacht. Denn der kluge Körper baut vor und rechnet mit dem Schlimmsten – nämlich möglicherweise damit, wieder in so ein Institut zu kommen, in dem er wochenlang darben muss. Da schraubt man als intelligenter Organismus sicherheitshalber den Grundumsatz mal ein wenig runter, um über ausreichend Fettreserven zu verfügen.

Den schwachen Geist überlisten

Wie motiviert man Menschen, die mit ihrer täglichen Cremeschnitte völlig zufrieden ihr Dasein fristen, dazu, stattdessen eine Salatgurke zu verzehren, danach einmal um den Block zu joggen und dabei jauchzend die eigene Disziplin zu loben?

Mediziner versuchen mit psychologischen Tricks und spielerischen Anreizen, dem sogenannten Nudging (Anstupsen), ihre übergewichtigen und überzuckerten Patienten auf den Geschmack zu bringen: Das reicht vom klassischen Geldschein-Winken in Form eines Bonus-Malus-Systems über Gutscheine für Sport-Clubs bis hin zu kasernenhofartigem Zurechtstutzen des Probanden als Ultima Ratio.

Der Einsatz von Geschmacks-Modifikatoren, womit jede Süßspeise nach alten Socken schmeckt, Ballaststoffe und Vitamine jedoch wie Schokotorte munden, sollte im Zeitalter der modernen Biotechnologie kein Problem sein (siehe Kapitel »Essens-Ersatz-Therapien«).

Tatsächlich funktionieren kleine Tricks sehr wohl, ohne dass sich die angestupsten Personen besonders auf den Schlips getreten fühlen. In einem Experiment wurden bei übergewichtigen Familien große Teller gegen kleinere Exemplare ausgetauscht, was zur Folge hatte, dass die Gesamt-Kalorienmenge übers Jahr deutlich reduziert wurde. Tatsächlich vermittelt eine bis zum Rand gefüllte Essensschale das Gefühl, ausreichend Essen zu bekommen. Dieselbe Menge auf einem großen flachen Teller hinterlässt den Esser jedoch hungrig.

Hinsichtlich Bewegung muss wohl der Berg zum Patienten kommen. Man sollte die Zielgruppe dort abholen, wo sie sich befindet: also typischerweise im Auto. Kleine Federn am Kupplungspedal, Gewichte am Lenkrad und ein schlecht geöltes Getriebe machen aus dem Fahrersitz ein kleines Fitness-Studio. Letztlich kann man auch auf den Einsatz des guten alten Lügendetektors zurückgreifen, der die Patienten bei unwahren Aussagen zu Ernährung und Sport mit kleinen elektrischen Schocks diszipliniert. Heute ist dies jedoch keineswegs zeitgemäß, vor allem aufgrund der horrenden Strompreise. Fest steht: Es ist mühsam, auf ein krankes Pferd einzureden, vor allem, wenn man ihm das Zuckerstück verweigert.

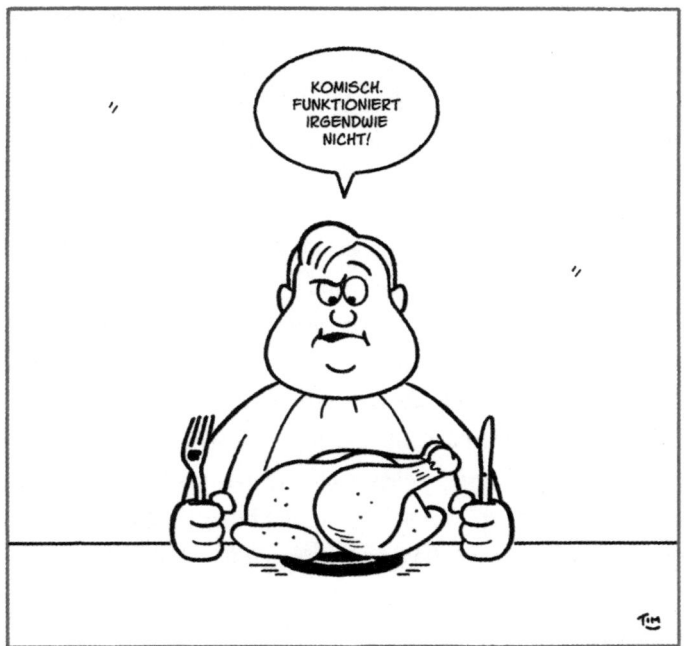

Nudging – verwenden Sie einfach kleinere Teller.

Zuckerbrot und Peitsche

Wenn Ärzte ihren Patienten eine ganze Litanei an Empfehlungen, Verordnungen und Verboten vortragen, so ist laut Studien für die Angesprochenen im Durchschnitt 25 Prozent von dem, was gesagt wird, unklar, sie verstehen es nicht. Dennoch nicken die meisten brav, damit der Mediziner zufrieden ist.

Aber wenn eine nonchalant ins Patientengesicht gepfefferte ärztliche Empfehlung zu einem Viertel nicht verstanden wird, hat das verheerende Auswirkungen auf die an sich klare Aussage: »Sie haben besorgniserregende Blutwerte, daher sollten Sie Ihre Medikamente regelmäßig einnehmen, Sport machen und keine Süßigkeiten essen.« Legt man den 25-Prozent-Filter drüber, so bleibt möglicherweise nur mehr in Erinnerung, dass der Arzt irgendetwas von »besorgniserregenden Medikamenten« gefaselt hat, dass man auf »Sport verzichten« und »Süßigkeiten essen« sollte.

Egal ob Vorsorgemediziner oder Lifestyle-Berater: Sie haben Verantwortung für ihre Klientel. Heute können Ärzte zum Glück aus einem gar unerschöpflichen Arsenal ärztlicher Kunststücke wählen. Sie können ihre Patienten an ein renommiertes Fitness-Institut überweisen oder einen international anerkannten Fettabsauger heranziehen. Doch den größten Teil machen sicher die verordneten Medikamente aus. Schließlich suchen die Menschen ihre Ärzte nicht in den heiligen Ordinationsräumlichkeiten auf, um jene Ratschläge zur Gewichtsreduzierung zu bekommen, die sie die vergangenen Wochen bereits von ihrem Lebenspartner, den Kindern oder dem Tankwart erhalten haben. Vielmehr können die Patienten – und das zu Recht – erwarten, nebst einer waschechten Standpauke eine handfeste Therapie zu erhalten, die sie fünfmal täglich, eben zu den Mahlzeiten, einzunehmen haben. Zum Glück ist die pharmazeutische Industrie mittlerweile auch hier um keine Ausrede verlegen und hat beeindruckende Substanzen entwickelt, die sich gewichtsreduzierend auswirken können. Nebenwirkungen inklusive (siehe Kapitel »Abkürzung zur Traumfigur«).

Überfordern bis zur Paralyse

»Nur eine Minute für die Gesundheit« – das klingt doch wirklich nicht schlimm. Allerdings kann auch »ein wenig« multipliziert mit »von allem« ganz schön viel sein. Überlegen wir doch mal, wie viel Zeit gefordert ist, um den Körper auf Vordermann zu bringen. Wie viel Zeit einem die eigene Gesundheit wert sein sollte.

Zweimal täglich Zähneputzen, zweimal jährlich zum Zahnarzt, einmal jährlich Steuererklärung. Das wurde uns schon als Kind eingebläut.

Die Zeit kann man sich getrost nehmen, da fällt einem kein Stein aus der Zahnkrone und so stellt man zumindest die Gesellschaft für Zahnhygiene und den Finanzminister zufrieden. Doch genug ist das nicht. Denn mit dem Zähneputzen und dem Zahnarzt ist es ja nicht getan. Man sollte auch regelmäßig Zahnseide, Interdentalbürsten, Zungengrundreiniger und Fluoridgels verwenden, eine professionelle Zahnreinigung sowie eine parodontale Grunduntersuchung vornehmen lassen und zumindest einmal im Quartal mit breitem Grinsen durch eine Autowaschanlage gehen. Doch selbst das genügt nicht. Denn jeder Arzt ist der festen Ansicht, dass sein Fach die Königsdiziplin darstellt, wofür »ein paar Minuten« Zeit wohl nicht zu viel verlangt sein dürfte. Augenärzte beharren auf eine regelmäßige Kontrolle des Sehvermögens, Dermatologen möchten jährlich die Haut inspizieren und Internisten, die die Endoskopie entdeckt haben, drängen auf Einlass in Magen und Darm, denn nur durch die zeitgerechte Inspektion des Innenlebens lassen sich zukünftige Leiden verhindern.

Wenn Männer sich darüber freuen, dass ihnen die regelmäßige Kontrolle beim Gynäkologen inklusive PAP-Abstrich und Brustuntersuchung erspart bleibt, haben sie nicht die Rechnung mit dem Urologen gemacht, der sie dazu drängt, sich die Prostata betasten zu lassen.

Dass jeder seine Blutwerte kennen sollte, versteht sich von selbst, und da sie sich nach jedem Cremetörtchen ändern, wird die regelmäßige Bestimmung der Blutwerte empfohlen, wenn nicht nach jedem, so doch zumindest nach jedem zweiten Cremetörtchen.

Dazwischen sollte man als Abendlektüre seinen Impfpass studieren, um die Auffrischung für den FSME-Zeckenschutz nicht zu versäumen, obwohl man ohnehin mit seiner Gesundheit viel zu beschäftigt ist, um in den Wald zu gehen.

Natürlich gilt es, auch aktiv etwas für seine Gesundheit tun – regelmäßige moderate körperliche Bewegung, Ausdauersport, aber – nicht vergessen – auch Krafttraining gegen den Muskelabbau. Dazu immer genügend Ballaststoffe, Spurenelemente, die Extraportion Milch, Gehirnjogging und nach Möglichkeit auch ein Tagebuch führen über Ernährungsgewohnheiten, Blutdruckwerte, die Beschaffenheit des Auswurfes und die Anzahl der Tagebucheinträge. Ist ja rasch erledigt. Und so viel muss einem die Gesundheit schon wert sein.

Wenn man allerdings bedenkt, dass so mancher Patient schon bei der Aussage »diese Tablette bitte dreimal täglich einnehmen« ein veritables Burn-out entwickelt, so kann man sich vorstellen, dass die vielen Anforderungen unter Umständen schnell zu einem Gefühl der Unzulänglichkeit führen. Doch Unzulänglichkeit gilt als schlechter Motivator und so kann es sein, dass man sich vor lauter Überforderung nicht einmal mehr die Zähne putzt.

Schonungslose Wahrheit

Ärzte müssen auch unangenehme Nachrichten übermitteln. Eine davon ist es, den stolzen Träger eines stolzen Körpers auf das mitgeführte Übergepäck aufmerksam zu machen. Doch seinen anvertrauten Schäfchen schonend mitteilen zu müssen, dass eine Änderung der Lebensgewohnheiten angezeigt wäre, fällt oft schwer. Schließlich muss man damit rechnen, bei derartigen Anliegen erboste Blicke zu ernten und die Flucht des Patienten zu einem Kollegen, der keine derart indiskreten Forderungen stellt, zu provozieren.

Die einsichtigen Menschen werden ihrem Arzt hingegen an den Lippen hängen, um zu erfahren, auf welche Weise sie die überschüssigen Kilos am besten loswerden. Vorbildlich, mit eingezogenem Bauch und die Bonbonniere unauffällig in die Schreibtischlade schiebend, erweist sich der Mediziner auch in dieser Lebenslage als allwissendes Wesen. Hilfe bieten hier Kalorientabellen, denn sie zeigen unbarmherzig wie Wahlergebnisse in harten Zahlen an, wie sehr man sich abrackern muss, um die Schokotorte zu verbrennen.

DIE *SCHRÄGSTEN* DIÄTEN ALLER ZEITEN

Sex-Diät

Der Quickie soll mit bis zu 1000 Kalorien ein wahrer Abnehm-Burner sein. Ob man in diesen 70 Sekunden tatsächlich so viel verbrennt wie bei einem Halbmarathon, mag bezweifelt werden.

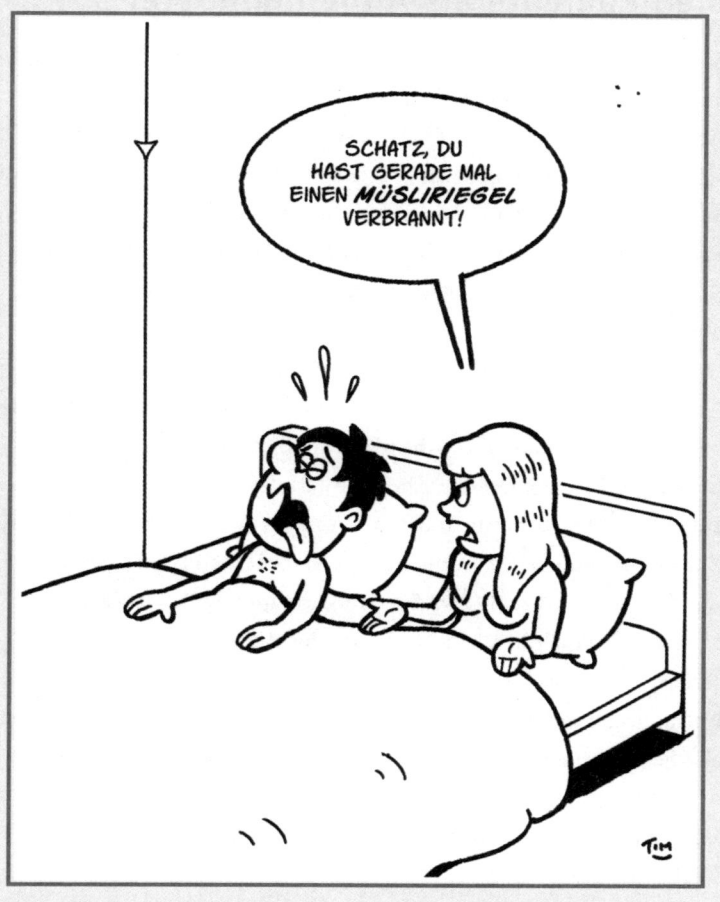

ABKÜRZUNG ZUR TRAUMFIGUR

Wer nun gar nicht auf die eigenen Kräfte vertraut, seinen überzähligen Kilos den Garaus zu machen, der setzt auf die wunderbaren Substanzen aus dem Garten von Mutter Pharmazie.

Medikamente als Abnehmbooster

Substanzen, die sättigungsfördernd sind, weil sie im Magen-Darm-Trakt aufquellen wie ein verschluckter Klumpen Hefeteig, und Abführmittel, die zu vortrefflich massiven Stuhlentleerungen führen, sind hier noch lange nicht die Spitze der Fahnenstange. Hier hat, quasi auf Halbmast, etwa Chitosan als fettbindende Substanz eine große Fangemeinde. Es wird aus Chitin, also den Panzern von Schalentieren (Krabben oder Garnelen) gewonnen, aber auch – für die Veganer unter uns – aus Pilzen, und es quillt auf, sättigt und bindet Fett im Darm, wenngleich kaum mehr als ein Placebo.

Geht man nun die Fahnenstange weiter hinauf, so finden sich dort die sogenannten Antiadiposita, die massiv in die Regulationsmechanismen des Körpers eingreifen. Diese Mittel gegen Übergewicht wirken zum einen peripher, zum anderen zentral im Gehirn. Die Europäische Zulassungsbehörde für Arzneien (EMA) fordert von den Produkten mindestens 10 Prozent Gewichtsreduktion innerhalb von zwölf Monaten. Da die EMA kein Schönheitsinstitut ist, sondern eine seriöse medizinische Einrichtung, müssen die Präparate darüber hinaus gesundheitsfördernde Effekte haben, um zugelassen zu werden, also gegen erhöhten Fett- und Zuckerspiegel im Blut oder Bluthochdruck wirken.

Im Folgenden beschreiben wir ein paar exemplarische Beispiele für solche Präparate.

Orlistat blockiert die Fettverdauung

Der Wirkstoff Orlistat vermindert die Aufnahme von Fett aus dem Darm. Was wie die Erfüllung des dritten Wunsches einer Fee klingt (neben dem Weltfrieden und gesunden Zigaretten), trifft jedoch schnell wieder auf den harten Boden der Realität.

Die Idee, das fettspaltende Enzym Lipase, das von der Bauchspeicheldrüse gebildet wird, aus dem Verkehr zu ziehen, klingt vielversprechend. Allerdings dürfte sich die Natur schon etwas dabei gedacht haben, dieses Enzym in unseren Verdauungstrakt zu setzen. Denn obwohl durch die Einnahme des Präparates die Blutfettwerte logischerweise verringert werden, bleibt es nach wie vor bei einem gesegneten Appetit. Manche Anwender verringerten ihr Gewicht im Verlauf von einigen Monaten um bis zu 10 Prozent, was bei einer Person mit 1000 Kilogramm Körpergewicht beachtliche 100 Kilogramm sind.

Von den Herstellern wird auch während der Einnahme eine »fett- und kalorienreduzierte« Kost empfohlen. Also nix mit »Ich werf die Pille ein und bin dann mal schlank«. Man muss eine Diät machen zur Diätpille. Was den Feenwunsch wieder ein wenig ad absurdum führt.

Die Nebenwirkungen sind wahrlich nicht verwunderlich. Denn wenn das Fett im Darm nicht enzymatisch gespalten wird, verbleibt es dort und geht als ranziger Fettstuhl ab. Dieser schleicht sich weitgehend unbemerkt für den Nutzer in farbenprächtigem Orange in die Unterwäsche.

Leider ist das nicht die einzige Nebenwirkung. 2010 gab die US-amerikanische oberste Futterbehörde FDA eine Warnung heraus. Denn bei der Einnahme von Orlistat könne es auch auch zu Leber-, Pankreas- oder Nierenschäden kommen. Daher sollte auf die entsprechenden Symptome geachtet werden: Gelbsucht, dunkler Harn, Übelkeit, Brechreiz, was man eben so für kleine Zipperlein hat, wenn die Organe eingehen.

Appetitzügler, die auf das Gehirn wirken

Das Antiadipositum Rimonabant wurde bereits 2008 vom Markt genommen. Nach anfänglicher Begeisterung über die Schlank-mach-Pille, die im Gehirn den Cannabinoid-Rezeptor CB1 blockiert und damit den Appetit vermindert, zeigte sich, dass man diese endogene Marihuana-Andockstelle nicht so ohne Weiteres ausschalten sollte. Zuvor Gesunde bekamen Depressionen und Angstzustände, wurden aggressiv, einige begingen sogar Selbstmord. Ein teuer erkaufter Kiloverlust.

Dann wären da noch Substanzen, wie zum Beispiel Ephedrin, die den Sympathikus, also den aktivierenden Teil unseres vegetativen Nervensystems, nachahmen. Wer sympathisch unter Strom steht, hat weniger Appetit. Bereits in den 1990er-Jahren in einer Reihe von Schlankheitsmitteln als Wirkstoff enthalten, geriet es in die Kritik, da es vermehrt zu Schlaganfällen führte. Die Argumentation einiger Anwender, »Lieber einen Hirnschlag als zu dick«, wurde nicht von allen geteilt und ephedrinhaltige Mittel zum Zwecke des Erschlankens wurden vom Markt genommen. Aber findige Personen können es sicher im Darknet aufspüren.

In dieselbe Gruppe fallen die Amphetamine, die als Appetitzügler eingesetzt werden. Wer sie nicht in der Apotheke bekommt, kann in der einschlägigen Szene nach »Crystal Meth« oder »Speed« fragen. Der Dealer des Vertrauens weiß dann, was zu tun ist. Funktioniert, was das Gewicht betrifft, wenngleich man sich die Reduktion mit ein paar Nebenwirkungen wie Psychosen, Herzrhythmusstörungen, Suchtverhalten oder Gefängnisaufenthalten erkauft.

Da man mitunter auch vortrefflich an Gewicht verliert, wenn man Antidepressiva einnimmt, gab es vor einigen Jahren Versuche mit dem Amphetamin-Derivat Sibutramin. Aufgrund diverser Nebeneffekte, wie Herzinfarkt, Schlaganfall oder Tod, schien das Nutzen-Risiko-

Profil doch eher ungünstig zu sein. Daher wurde dem Mittel 2010 wieder die Zulassung entzogen. Auch hier ist keinesfalls zu empfehlen, nach alternativen dunklen Bezugsquellen zu suchen.

Semaglutid – teure Spritzen

Neueren Datums ist eine Substanz, die ursprünglich zur Behandlung von Diabetes eingesetzt wurde. Semaglutid ähnelt dem Darmhormon GLP-1 und erzielt dieselben Effekte: Ein früheres Sättigungsgefühl und damit weniger Appetit. Dazu muss es aber einmal wöchentlich gespritzt werden. Da Adipositas nicht als Krankheit gilt, muss man die Kosten dafür selbst übernehmen, und zwar mehrere tausend Euro – wie viele Zigaretten man sich dafür doch kaufen könnte! Allerdings gibt es einen quasi medikamentösen Jo-Jo-Effekt: Wird das Mittel abgesetzt, so nimmt man zu – als ob man wieder mal eine Diät beendet hätte. Die Nebenwirkungen dürften sich indes in Grenzen halten: Übelkeit und Erbrechen. Was ja für das Ziel der Gewichtsreduktion nicht so falsch ist. Das bekommt man aber auch billiger hin.

DIÄTWAHNSINN-TIPP

Essen Sie normal weiter, besorgen Sie sich aber (legal oder illegal) ein paar Pillen, um das Gewichts-Jo-Jo nach dem Absetzen wieder so richtig nach oben schnalzen zu lassen.

Scheitern garantiert

Wem das alles zu chemisch ist, der kann es mit faserreicher Kost versuchen, auf Fastensuppe zurückgreifen oder gänzlich aufs Essen und Trinken verzichten. Allerdings stellt sich bei den meisten Menschen schon nach wenigen Minuten der Nahrungskarenz die bekannte Fastenkrise ein, die nur mit einem Griff zur Schokolade zu bewältigen ist. Auch die Androhung einer abwechslungsreichen gesunden Mischkost treibt vielen Menschen die Schweißperlen auf die Stirn und führt zu Panikattacken, die ebenfalls nur mit einem Griff zur Schokolade zu bewältigen sind.

Am liebsten wäre so manchem abnehmwilligen Menschen eine Art »Pille danach«, die vorangegangene Schlemmereien neutralisiert. Oder Nahrungsmittel, die mit den Begriffen »light«, »easy« oder »nix drin« bedruckt sind und versprechen, bei unverändertem Genussverhalten keine Kalorien zu enthalten und in einem Aufwasch noch dazu das Immunsystem zu stärken.

Bekanntlich sind viele der genannten Maßnahmen gelinde gesagt zum Scheitern verurteilt. Einzig der Ausstieg aus der Fernsehcouch kann Abhilfe schaffen. Hinaus aus den chipsgeschwängerten Räumlichkeiten in die freie Natur, frohlockend in der Wiese umhertollen, bei fettverbrennender Pulsfrequenz tanzend durch die Wälder laufen und Fahrstühle verweigernd über die Stiegen hopsen. Dann stellen sich auch die glücklich machenden Endorphine ein, die zum Weitermachen anspornen. Wenn nicht, so kann man immer noch auf Endorphine in Tablettenform zurückgreifen, fünfmal täglich zu den Mahlzeiten.

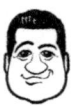 **Wer von den Diskussionen rund ums Essen nicht nur gesättigt, sondern sogar mehrfach gesättigt ist, sollte sich vielleicht doch besser auf sein Bauchgefühl – oder auch auf sein Bauchfett – verlassen.**

Ronny Tekal

DIE SCHRÄGSTEN DIÄTEN ALLER ZEITEN

Lippenstift-Diät und Diätpflaster

»Always on the lips … never on the hips.« – Ein Werbeslogan, der für einen Abnehm-Lippenstift wirbt. Das Beschmieren der Lippen mit Appetitzüglern soll Wunder wirken. Auch ein Pflaster mit Wirkstoffen zum Abnehmen gibt es zu kaufen. Wirkt am besten, wenn es tagsüber über den Mund geklebt wird.

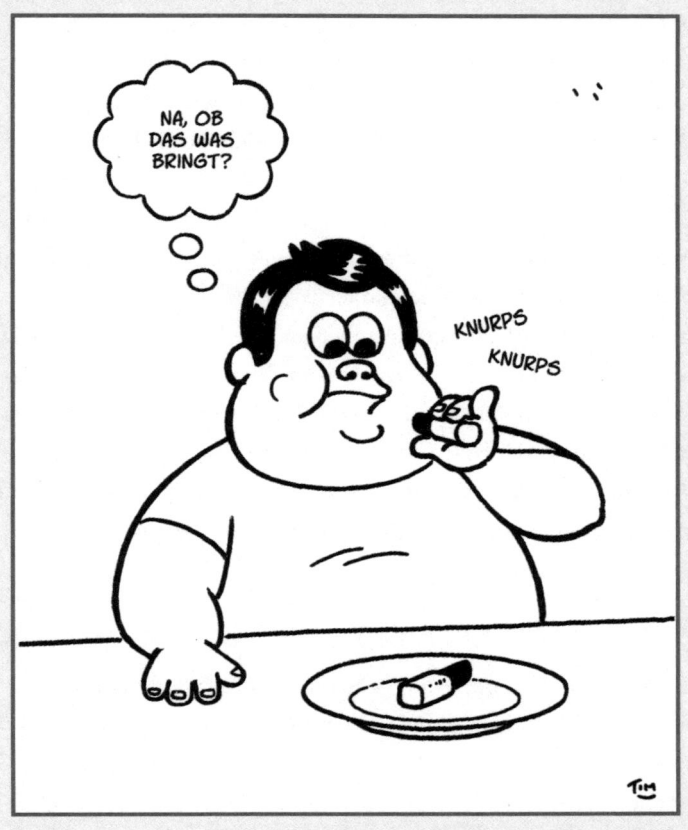

Essens-Ersatz-Therapien

Methoden wie 10in2, wo man immer wieder Fasttage einlegt, oder
16:8, bei der etwa das Dinner gecancelled wird, haben etwas gemein:
Man muss sich neue Hobbys suchen.

Denn wer eine solche Grenzerfahrung in seinem Leben einmal
gemacht hat, wird feststellen, wie viel Lebenszeit dabei draufgeht, sich
zu überlegen, was man essen möchte, einzukaufen, was man essen
möchte, zuzubereiten, was man essen möchte, essen, was man essen
möchte, und abwaschen, wenn man gegessen hat, was man essen
mochte. Das kann Freude bereiten – oder aber dazu führen, dass
der Tag irgendwie immer zu kurz ist. Klar, dass man in ein zeitliches
Defizit gerät, wenn man sich gefühlte 25 Stunden täglich mit der
Nahrungsaufnahme beschäftigt.

Beim intermittierenden Fasten bekommt man diese Zeit als Bonus
geschenkt. Es dauert jedoch meist eine Weile, bis man sich ein anderes
Hobby gesucht hat, etwa Briefmarkensammeln oder Segelfliegen.

Um sich von Hungerattacken abzulenken, rauchen manche ganz klassisch eine Zigarette oder kauen an einem Coca-Blatt. Manche ersetzen
den Mittagstisch durch Sport, andere trinken Unmengen an Wasser,
meditieren, beten einen Rosenkranz oder geißeln sich körperlich.

Es gibt verschiedene Methoden, wie man das Verlangen nach Nahrung
umgehen kann. Eine innovative Idee stammt aus Oxford: das
Speck-Ersatz-Pflaster.

Speck-Ersatz-Pflaster

Ersatztherapien gehören zum medizinischen Standardrepertoire.
Man ersetzt fehlende Hormone, fehlende Vitamine oder fehlende
Drogen. Man ersetzt sogar Zähne, nennt es aber nicht Zahnersatz-
therapie, sondern nur Zahnersatz, damit das Wort Therapie wegfällt
und man es selbst bezahlen muss.

Bekanntlich lässt sich auch fehlendes Nikotin ersetzen. Auch wenn manche den Nutzen bezweifeln, gehört es zum Ritual der Raucherentwöhnung, sich ein Pflaster mit dem Wirkstoff auf die Haut zu kleben. Der Vorteil: Das Teil brennt nicht so gut wie eine Zigarette, sodass die Raucher im akuten Entzug nicht auf blöde Gedanken kommen.

Die neue Ersatztherapie soll nun fleischliche Gelüste für Neo-Vegetarier eindämmen, kann aber auch im Rahmen einer Diät eingesetzt werden, um den Körper zu überlisten. Charles Spence, Professor für experimentelle Psychologie an der Universität Oxford, hat ein Device entwickelt, das man sich auf den Oberarm klebt. Reibt man am Pflaster, so verströmt es einen Geruch, der an gebratenen Speck erinnert. Damit soll dem Benutzer beim Kauen an einer Stange Sellerie vorgegaukelt werden, in knackig gebratenen Speck zu beißen.

Erstaunlich, dass unser Gehirn auf diesen plumpen Trick reinfällt, zumal wir in der Natur nicht gerade zu den Riech-Spezialisten zählen. Geruchsforscher des Howard Hughes Medical Institute glauben dennoch, dass der Mensch mehr als eine Billion Düfte differenzieren kann. Eine gewagte These, wenn man davon ausgeht, dass ein durchschnittlicher Mitteleuropäer gerade mal die drei Geruchsqualitäten auseinanderzuhalten vermag: »Da stinkt's«, »Essen scheint fertig« und »Riecht angebrannt«.

Aber wir riechen nun mal nicht nur mit der Nase, sondern vor allem mit dem Gehirn. Es gibt etwa kein Duftmolekül »Frühling im smogverseuchten Paris«. Vielmehr handelt es sich um eine Edelmischung aus Feinstaub, Peugeot-Lack, Zigarettenasche, streikenden Gelbwesten, dem Kot stylisher Chihuahuas und gefälschtem Chanel No 5. Dieses Gemisch nehmen wir in seiner Gesamtheit als »Parfum de Paris« wahr und werden in einen romantischen Gefühlszustand versetzt.

Da für manche die Romantik im Speck liegt, ist die Idee mit dem Pflaster also gar nicht so übel. Künftig werden Restaurants statt Salz, Pfeffer, Maggi und Zahnstocher Aromafläschchen auf den Tisch stellen. Aus der Küche kommt lediglich Basensuppe und ungewürzter Grünkern. Je nach Vorliebe erschnuppert man Burger, Bratwurst oder Kaiserschmarrn. Für die Puristen gibt es auch Aromafläschchen mit den Düften »Basensuppe« und »Grünkern«.

Wenn Diäten versagen, umgehe den Magen

Es ist sicherlich die Ultima Ratio und jeder halbwegs vernünftige Chirurg wird Ihnen davon abraten, sich für den ersten zaghaften Abnehmversuch unters Messer zu begeben und einen Teil des Magens entfernen zu lassen. Es sei denn, Sie sind privatversichert.

Und tatsächlich hat die schneidende Zunft der Ärzte großen Gefallen an den Übergewichtigen gefunden. Während die plastischen Fettabsauger lediglich eine Fassadenkorrektur durchführen, gehen die Bauchchirurgen ans Eingemachte: Magenbänder zurren das Organ zusammen, implantierte wassergefüllte Ballone erzeugen eine vorgetäuschte Sättigung. Verständlich, will man doch als jemand, der im Dauerclinch mit seinem Gewicht steht, dem Übeltäter, der einen derart in Geiselhaft nimmt, in die Schranken weisen.

Elisabeth Jäger kann ein Lied von solchen Maßnahmen singen. Um ihre überschüssigen Kilos loszuwerden, hat sich die Obfrau der Adipositas-Selbsthilfe Österreichs nicht nur Rat bei den Ernährungsberatern, sondern auch beim Chirurgen ums Eck geholt. Nach einigen überaus fordernden Versuchen wurde sie nach vielen Jahren bei einem bariatrischen Operateur fündig, der einen Teil ihres Magens aus dem Rennen um die Nährstoffaufnahme genommen hat. Solche Operationen dienen auch dazu, die gestörte Stoffwechsellage bei krankhaft adipösen Personen positiv zu verändern.

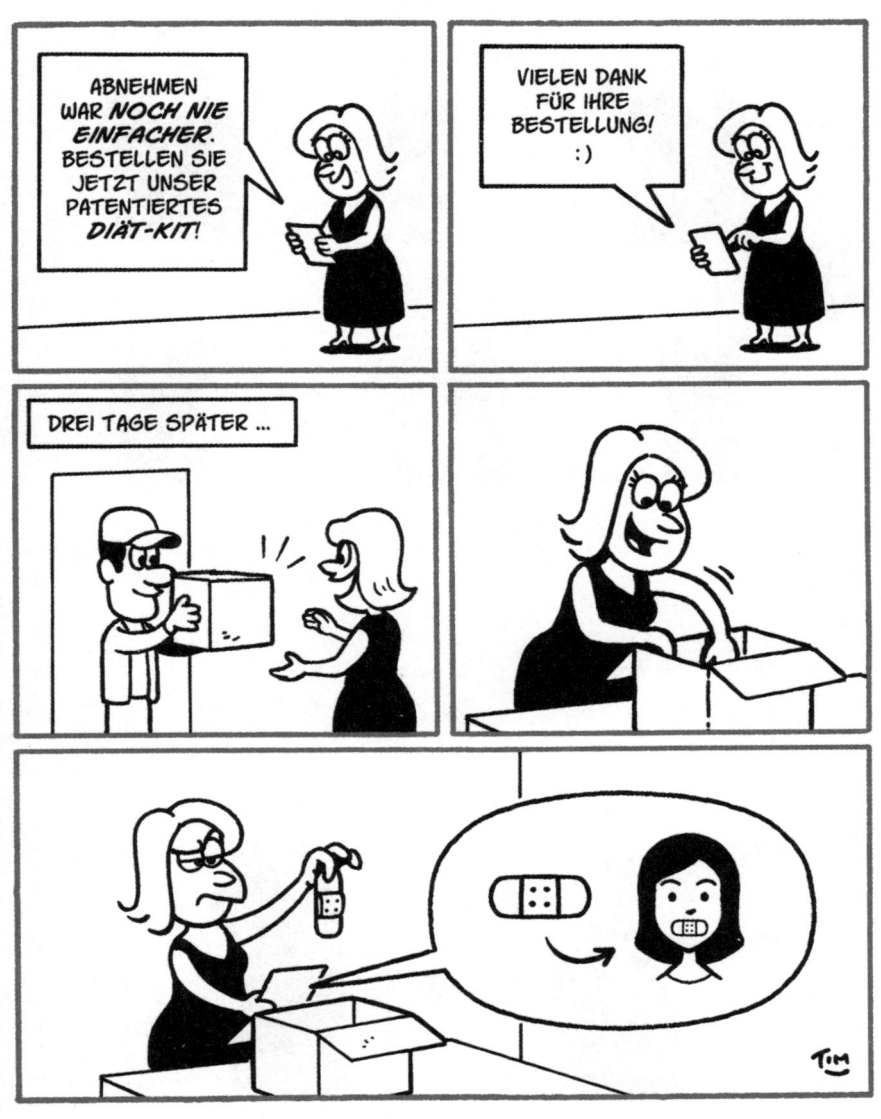

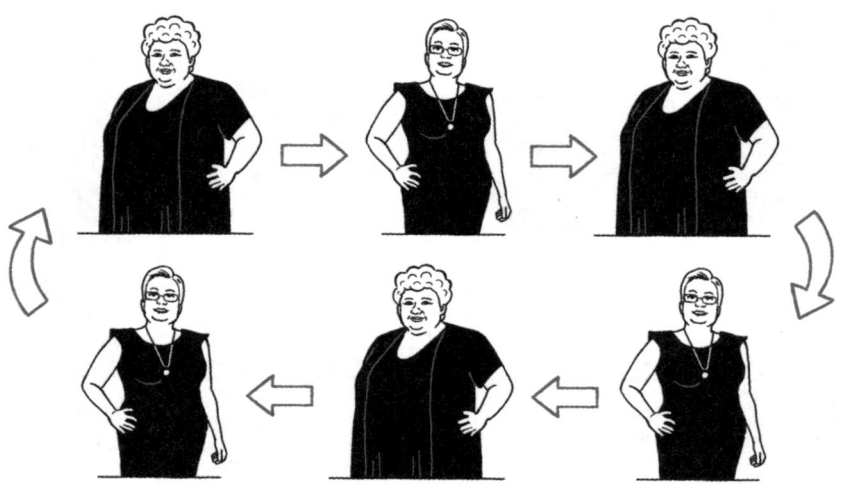

Elisabeth Jäger. Ein bewegtes Auf und Ab im Laufe der Jahre

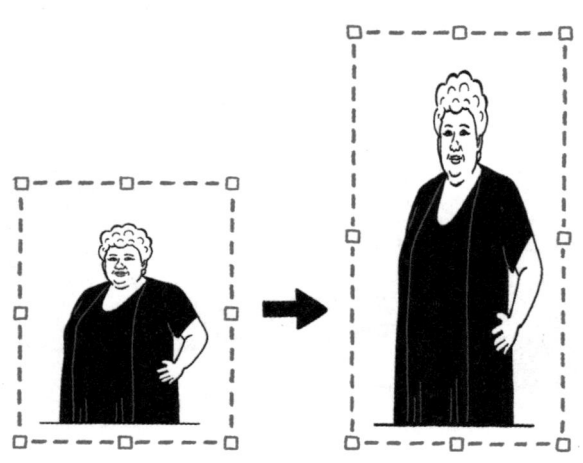

Günstige Alternative: Photoshop

Es mag manchen sauer aufstoßen, wenn sich Patienten mit mutmaßlich schlechter Selbstbeherrschung und einem jenseitigen BMI aus der Verantwortung stehlen und den Weg zum Wunschgewicht chirurgisch abkürzen. Doch es werfe der den ersten Kuchen, der es auf lange Sicht schafft, von Zigaretten, Alkohol, Arbeit oder eben Kuchen abzusehen. Individuelle Leidensgeschichten erfordern individuelle Maßnahmen und keine pauschalen Verurteilungen. Frau Jäger hat die Operation zumindest bis dato nicht nur einen Einschnitt in den Magen, sondern auch in ihren Diätwahnsinn beschert. Kurz: Ihr hat es geholfen. Bemerkenswert ist, dass die Diabetesgesellschaften bei übergewichtigen Diabetikern nun auch die chirurgischen Kollegen empfehlen – nicht nur um das Gewicht runter, sondern auch um den Stoffwechsel wieder in Ordnung zu bringen. Damit bekommen die Chirurgen von den Internisten die höheren Weihen verliehen und genießen nun einen kometenhaften Aufstieg vom (aus Internistensicht) handwerklich versierten, jedoch metabolisch völlig unnützen Bader zum echten Arzt. Damit sie nicht übermütig werden, betont man in den Leitlinien, dass die chirurgischen Eingriffe eine »Vor- und Nachsorge durch Experten« erfordern. Eine solche Operation ist jedoch kein Kindergeburtstag. Passieren kann immer was. Und nicht zuletzt sorgt das »Dumping-Syndrom«, eine nicht seltene Folge des Eingriffs, dafür, dass stark fett- oder zuckerhaltige Speisen nicht mehr vertragen werden. Für viele die Absage an jedwede Genusskultur. Letztlich braucht es jahrelange Nachsorge. Unterm Strich: Viel Aufwand, wenngleich es sich für manche lohnen kann, um aus dem Wahnsinn auszusteigen.

DIÄTWAHNSINN-TIPP

Melden Sie sich bereits bei einem halben Kilogramm Übergewicht in der Klinik Ihrer Wahl zu einem umfassenden Operations-Paket mit Magenverkleinerung, Fettabsaugen und Pediküre an.

Botox für den Magen

Die Segnungen der plastischen Chirurgie machen aus so manchem Entlein ein geliftetes Entlein. Diese Sparte der Medizin ist meist betuchteren Patienten vorbehalten und bietet eine Reihe von Oberflächenkorrekturen an, von der einfachen Lidstraffung über eine Brustvergrößerung um sieben Körbchengrößen bis hin zur beliebten und verbreiteten Praxis, sich mit dem brandgefährlichen Gift des Bakteriums Clostridium botulinum vom Arzt seines Vertrauens freiwillig ein paar Muskeln lähmen zu lassen. Wird bei einem Eingriff noch dazu ein Stückchen vom großen Gesäßmuskel ins Gesicht verpflanzt, so kann es durchaus sein, dass man den Hintern anspannen muss, wenn man lächeln will. Da bekommt der Begriff »Beckenbodentraining« eine völlig neue Bedeutung.

Das äußerst beliebte Botox lässt sich auch für die inneren Werte einsetzten, besser gesagt für die inneren Organe. Konkret kann das Gift mittels Gastroskopie gezielt in die Magenschleimhaut appliziert werden. An 20 ganz bestimmten Stellen eingespritzt, kommt es durch das Botulinumtoxin zu einer verzögerten Magenentleerung und einem länger anhaltenden Sättigungsgefühl. Auch der Spiegel des Appetit-Hormons Ghrelin lässt sich dadurch senken. Die Anti-Hunger-Spritze – das ist das Beste an der Sache – erfordert keine Diät! Allerdings bedarf es eines erfahrenen Chirurgen oder Gastroenterologen, der mit der Methode umzugehen weiß. Oder man besorgt sich einen ausreichend langen Schlauch im Baumarkt und das Gift aus einer verdorbenen Dose. Und: Die Wirkung lässt nach sechs Monaten nach und das Jo-Jo hüpft vor Freude.

Weitere Blickwinkel

Sich etwas Neues anzugewöhnen ist leichter,
als sich etwas Altes abzugewöhnen.

Bernhard Ludwig

ESSEN IN OST UND WEST

In Bezug auf Übergewicht rangieren Deutschland, die Schweiz und Österreich weltweit etwa an hundertster Stelle. Und wenngleich man die USA diesbezüglich blindlings auf Platz 1 vermuten würde, ist hier ausnahmsweise mal America nicht First. Die Bewohner zahlreicher südpazifischer Inselstaaten haben im BMI-Ranking die Nase deutlich vorn. Auch in Saudi-Arabien und Libyen steht man der Fast-Food-Nation um nichts nach. Im Polynesischen Inselstaat Tonga ist sogar auf dem Münzgeld »Fakalahi me akai« (mehr essen) eingeprägt. Dicksein galt hier lange als Zeichen des Wohlstandes und der 2006 verstorbene König brachte, als Aushängeschild des Eilandes, mehr als 200 Kilo auf die Waage. Wenn Sie es also satt haben, wegen Ihres Gewichts kritisch beäugt zu werden: In nicht einmal 30 Flugstunden werden Sie keines Blickes gewürdigt.

Ost: Lucky Buddhas Body-Mass-Index

Kennern fernöstlicher gehobener Küche (Mittagsmenü ab 6 Euro) ist die kleine Statue eines lachenden Buddhas am Eingang des Restaurants bekannt. Bei der wohlbeleibten Figur handelt es sich jedoch nicht, wie fälschlicherweise oft vermutet, um »den Buddha«, also den »Erwachten« Siddharta Gautama, der vor 2600 Jahren überaus asketisch lebte. Da hätte man wohl gehörigen Erklärungsbedarf und müsste argumentieren, warum der Begründer des Buddhismus ein derart schlechter Verbrenner war. Vielmehr ist es das Abbild des mittelalterlichen Mönches Budai, der weitaus genüsslicher gelebt haben dürfte und millionenfach in Souvenirläden und Lokalen reinkarniert ist.
In Thailand nimmt man sich offenbar eher den lachenden Mönch und nicht den asketischen Religionsbegründer zum Vorbild. Denn laut einer Studie der Chulalongkorn-Universität in Bangkok sind

beinahe 50 Prozent der thailändischen Mönche deutlich übergewichtig (BMI, Buddhist-Monk-Index weit über 30).

Dabei können die Mönche gar nichts dafür. Denn sie ernähren sich ausschließlich von dem, was ihnen Mutter Natur, genauer gesagt Mutter Mensch gibt, nämlich von Lebensmittelspenden. Das ist in Thailand durchaus üblich und die uneigennützigen Spender erhalten auf diese Weise Pluspunkte für ein gutes Karma im buddhistischen Miles-and-More-Bonusprogramm. Doch gab man früher Gemüse oder Reis in die Opferschalen, so werden heute – ganz dem Zeitgeist entsprechend – Snacks und Süßgetränke gegeben. Das Konsumieren von Energydrinks und Junkfood, kombiniert mit einem überaus kontemplativen Lebensstil im Sitzen, zaubert selbst dem eingefleischtesten Asketen einen Wohlstandsbauch an den Leib.

So rief die thailändische Gesundheitsbehörde kürzlich dazu auf, den rund 300 000 Mönchen wieder gesündere Almosen zu spenden. Schließlich gehört es zu dem guten Image von Geistlichen, zumindest nicht kränker zu sein als der Rest der Bevölkerung. Außerdem stört es beim Meditieren gehörig, wenn dem Mönch die Sod brennt.

Da es hierzulande noch durchaus üblich ist, zu Weihnachten Speck und Spirituosen an Pfarrer des Vertrauens zu verschenken, sollten Sie die Geschichte der Mönche im Hinterkopf haben und zu gesunden Alternativen greifen. Sonst begrüßt Sie womöglich an der Kirchenpforte bald schon die Bronzefigur eines beleibten Priesters. Zumindest lacht er.

DIÄTWAHNSINN-TIPP

Denken Sie an die buddhistischen Mönche: Meditieren macht dick!

West: »Gegessen wird, was auf den Tisch kommt«

Die Erkenntnisse zur gesunden Ernährung ändern sich derart rasch, dass sich auch Mediziner schwertun, langfristige Empfehlungen abzugeben. Das, was wir noch vor Kurzem als gesundheitliches Kraftfutter gegessen haben, läuft heute unter dem Begriff »Sondermüll«.

In der guten alten Zeit war Essen ungleich einfacher. Keine Rede von Spurenelementen, Ballaststoffen oder Antioxidanzien. Die einzige Ernährungsrichtlinie lautete: »Gegessen wird, was auf den Tisch kommt!« (siehe Kapitel »Erziehungsspiele zum Diätwahnsinn«). Das mag undemokratisch klingen, aber es erspart eine Menge Diskussionen und bringt damit mehr Lebenszeit. Niemand musste damals nachzählen, wie lang die Kohlenhydratketten in der Mehlschwitze waren. Galt sie doch oft als einzige Möglichkeit, ein Klümpchen Fleisch auf einen halben Kubikmeter Familienkost auszuweiten. Man wagte auch nicht zu fragen, ob in der Suppe wirklich keine gesättigten Fette drin sind. Schließlich wurde man schon für weniger Dreistigkeit exkommuniziert. Es war eine Zeit, in der Essen als sozialer Fixpunkt galt: Die Familie ist zusammengekommen und alle haben gezittert, dass es gut schmeckt, denn etwas übrig zu lassen, kam nicht infrage.

Wer heute auf die Idee kommt, für seine Lieben einen Eintopf auf den Tisch zu stellen, wird bei den Mitgliedern der Sippe auf gehörige Widerstände stoßen: Dem einem schmeckt's nicht, die andere leidet an Glutenunverträglichkeit, der eine ist Veganer, die andere hat eine Familienunverträglichkeit. Man isst heute individuelle Dinge zu individuellen Zeiten und in individuellen Räumen. Das ist der Preis für die Freiheit, sich entscheiden zu können, was man zu sich nehmen möchte. Das mag die neue Freiheit sein, aber manchmal vielleicht auch ein wenig einsam.

EIGENLOB STATT FREMDSCHÄMEN

Haben Sie mal wieder das angepeilte Idealgewicht verfehlt? Dann sollten Sie sich getrost selbst reichlich Vorwürfe machen. Das macht nicht nur unglücklich, sondern bietet auch einen guten Nährboden für die diskriminierenden Äußerungen der Mitmenschen, sodass neben den kleinen zweifelnden Gänseblümchen bald schon prächtige Neu-Rosen sprießen.

Body-Shaming und Body-Positivity

Heute schon ausgiebig geschämt? Menschen genierten sich früher für sündige Gedanken, die dem lieben Herrgott, vor allem aber dessen irdischen Vertretern, missfallen könnten. Man schämte sich seiner unadeligen Abstammung oder seines unehelichen Kindes, seiner aussätzigen Krankheit oder seiner Armut. Die Liste ist lang und reicht auch heute noch vom Übergewicht über chronische Erfolgslosigkeit bis zum peinlichen Internet-Posting, das das Gesäß als Abschussrampe einer Silvesterrakete ablichtet. Und zwar nach dem missglückten Start.

Dicksein und Scham sind wie Dick und Doof zusammengeschweißt. Nicht ohne Grund:»Wenn man als Übergewichtige in der Öffentlichkeit ein Eis isst, wird man unverhohlen angestarrt und hört Kommentare wie:›Das wundert einen nicht, dass die so dick ist!‹«, schildert Elisabeth Jäger, die als Sprachrohr der adipösen Menschen in Österreich gilt, ihre eigenen leidvollen Erfahrungen. »Dabei weiß niemand: Ist das das fünfte Eis an dem Tag oder das erste Eis nach wochenlanger Kasteiung …« Es sei eben eine Suchtkrankheit, die man nicht verbergen könne, die sich vielmehr auf dem Präsentierteller den nicht immer freundlichen Blicken der Öffentlichkeit präsentiert. Das Kaschieren der Problemzonen mit entsprechender Kleidung funktioniert nur bedingt, und ist oft bereits von Weitem als Spezialausrüstung zu erkennen. Am Strand zeigt man sich komplett bedeckt, bestellt im Restaurant demonstrativ »Salat, aber ohne Dressing« und stellt sich für das Gruppenfoto ganz nach hinten.

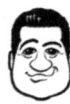 **Selig die Männer, die im Freibad mit Stolz den Bauch über die Badehose hängen lassen. Medizinisch fragwürdig, aber soziologisch einwandfrei!**

Ronny Tekal

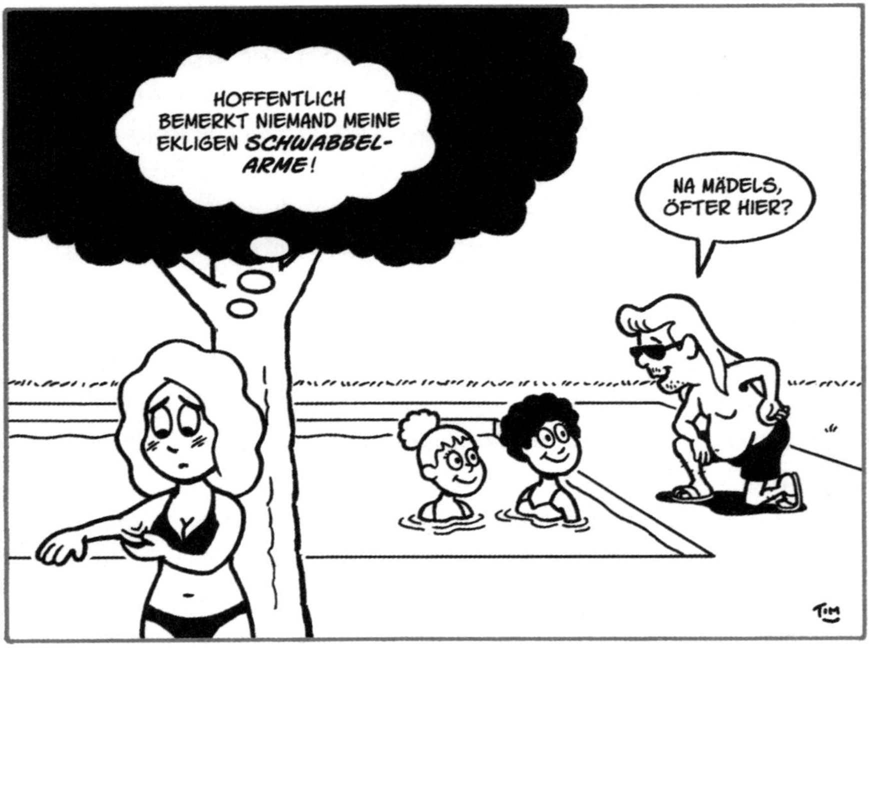

Fat-Shaming macht krank

»Fat-Shaming« oder auch »Sizeism«, was bedeutet, dass jemand aufgrund seiner Köperstatur diskriminiert wird, ist ein beliebter Breitensport. Man traut sich nicht, seine Meinung über die Hautfarbe eines Menschen oder über eine Behinderung laut kundzutun, doch hier fällt das überaus leicht: Schließlich ist die »fette Person« selbst schuld, sie muss sich nur ein wenig zusammenreißen. Man meint es doch im Grunde nur gut, denn erst, wenn sich die Betroffenen durch ihr Übergewicht so richtig schlecht fühlen, haben sie ausreichend Motivation, es zu ändern. Dieser Meinung sind sogar einige Ärzte – und benehmen sich auch so.

Viele Betroffene haben Strategien gegen solche Anfeindungen entwickelt, die mal mehr, oft aber weniger hilfreich sind. Über die Jahre wird die negative Einstellung gegenüber Übergewichtigen – und damit letztlich gegen sich selbst – übernommen. Und Menschen, die pausenlos mit dem eigenen Körper hadern, werden eher krank.

»Menschen, die diskriminiert werden, beginnen sich selbst zu diskriminieren«, sagt Martina de Zwaan, Präsidentin der Deutschen Adipositas-Gesellschaft. Die Übergewichtigen definieren sich dann fast ausschließlich über ihren Körper und knüpfen ihr Lebensglück an das tagesaktuelle Gewicht. Die Unsicherheit wird auch in die eigenen vier Wände mitgenommen: Nicht einmal der eigene Partner soll einen im Schlafzimmer unbekleidet zu Gesicht bekommen, geschweige denn anfassen. »Wenn er merkt, wie sich meine Hüften anfühlen, wird er schreiend aus der Wohnung laufen und mich sofort verlassen!« Dass dem Partner beim Griff an die Hüften die Geilheit ins Gesicht geschrieben ist, wird dabei geflissentlich ignoriert.

Die Deutsche Adipositas-Gesellschaft sieht die Adipositas als chronische Krankheit mit einer starken Rückfallquote an, doch das ändert wenig am Umstand, dass sich das Mitgefühl für diese Krankheit in Grenzen hält.

Body-Positivity

In den sozialen Netzwerken sorgt die Body-Positivity-Bewegung für ein neues Bild, das auch in der Werbung seinen Niederschlag gefunden hat. »Alle Körper sind schön!« lautet der Claim: Übergewicht ist genauso sexy wie Untergewicht und Zwischengewicht. Orangenhaut, amputierte Brüste, unschöne Narben oder Hauterkrankungen sind nicht nur peinlicherweise ins Instagram-Bild gerutscht, sondern werden wohl platziert vor der Linse präsentiert.

Es ist sicher ein nötiger und wichtiger Schritt, Problemzonen und Krankheiten nicht vor der Öffentlichkeit zu verstecken. Die Gefahr ist jedoch, in die Falle der Antithese zum Schönheitswahn zu tappen und alles vermeintlich makelbehaftete einfach auch als »schön« zu bezeichnen. Denn damit geht es letztlich wieder nur um Schönheit und man sieht sich plötzlich in der Pflicht, ein nicht ganz so gelungenes Körperteil abgöttisch lieben zu müssen.

Hier können viele verunsicherte Frauen von ihren meist unbegründet selbstbewussten Männern lernen. Natürlich hätte auch er lieber einen Waschbrett- statt einem Waschbärbauch. Aber er hätte auch lieber einen neuen Tesla als einen alten Opel. Ist halt nicht. Punkt. Also: Man kann seinen Körper, auch ohne ihn schön zu finden oder abgöttisch zu verehren, als wertvoll erachten und sich in ihm wohlfühlen. Doch das wäre nicht im Sinne dieses Buches.

DIÄTWAHNSINN-TIPP

Verinnerlichen Sie die despektierlichen Aussagen über Ihr Gewicht und vergessen Sie nie: Solange Sie dick sind, können Sie nicht glücklich sein.

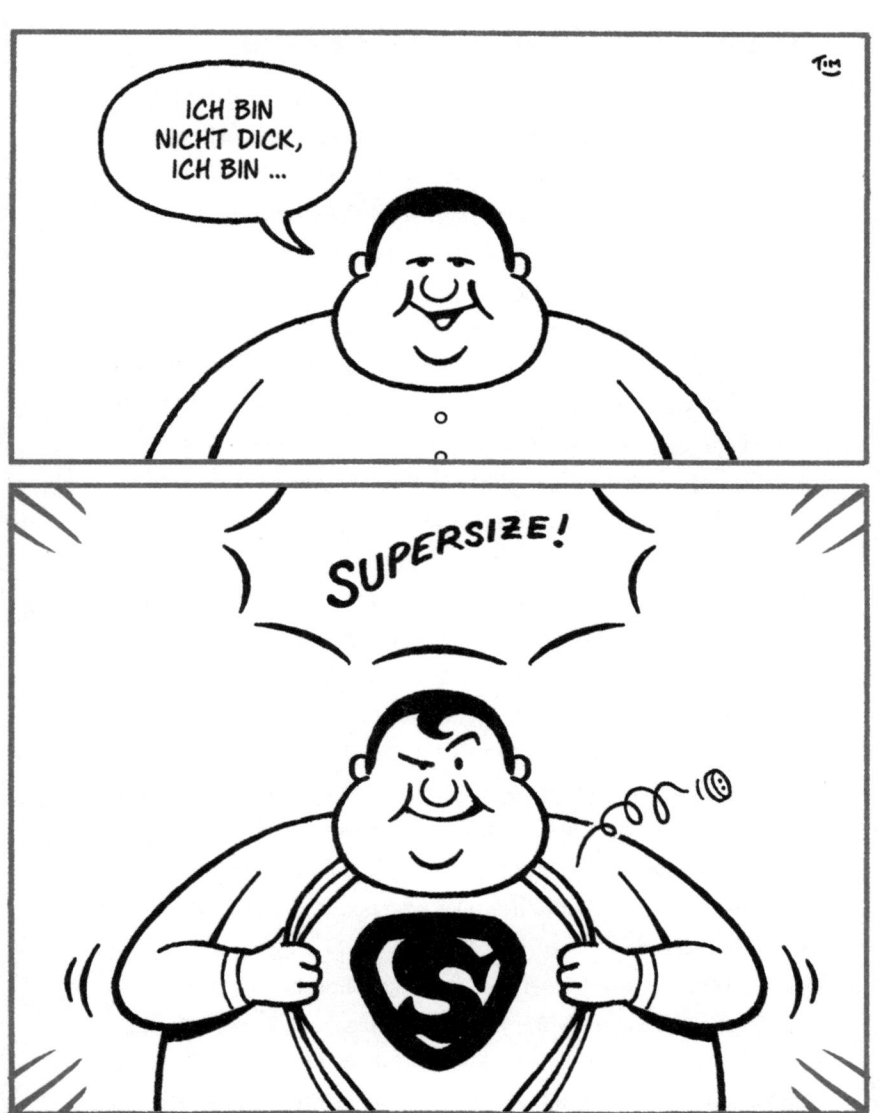

Gegen Gewichtsdiskriminierung

»Dicke sind die letzte Minderheit, die diskriminiert werden darf«, sagt der Sozialforscher Friedrich Schorb. Auf der einen Seite ist es erfreulich, dass es nicht mehr opportun ist, über Randgruppen, Minderheiten oder auch stigmatisierte Mehrheiten herzuziehen. Auf der anderen Seite zeigt es, dass es nicht weit her ist mit der Lobby der Übergewichtigen.

Selbst im Krankenhaus, wo sie uneingeschränkten Schutz, Beachtung und Empathie verdienen, sind Adipöse nicht gern gesehen. Machen sie doch überaus viele Probleme, beanspruchen die Wirbelsäulen des Krankenpflegepersonals, bergen bei Operationen höhere Risiken, erfordern spezielle Betten, OP-Tische und Sitzgelegenheiten und – das ist die Höhe – sind durch ihre unvernünftige Lebensweise an allem selbst schuld.

Als wandelnde Risikofaktoren müssen sie mit der Diagnose Adipositas leben und damit rechnen, bei Versicherungen nicht versichert, bei Arbeitgebern nicht angestellt zu werden – man weiß ja, dass die bald krank werden.

Die deutsche Gesellschaft gegen Gewichtsdiskriminierung (GgG) ruft regelmäßig zum Anti-Diät-Tag auf und wird nicht müde, die Medien auf die einseitige Berichterstattung hinzuweisen, in der Dicke gerne diskriminierend als faul, disziplinlos und krank dargestellt werden. Oder als gesellig und gemütlich. Das mag netter klingen, ist aber auch nicht klischeefrei.

Dass eine deutsche Hotelbetreiberin dicke Menschen von ihrer Gäste-liste gestrichen hat, hat hohe Wellen geschlagen. Es wurde berichtet, dass sie sich herablassend über Dicke geäußert habe, nach Rückfrage gab sie jedoch an, dass das Mobiliar des Hotels für Personen jenseits der 130 Kilo nicht geeignet sei. Die GgG foderte 2020 in einer Petition die Erweiterung von §1 des Allgemeinen Gleichbehandlungsgesetzes um den Diskriminierungstatbestand »Gewicht«. Wahrscheinlich nicht die schlechteste Idee, wenn bisweilen in einem Vorstellungsgespräch gefragt wird: »Haben Sie eine Essstörung oder schmeckt es Ihnen einfach nur?« (nicht erfunden, Quelle: GgG).

Vielleicht denken Sie nun: Na ja, man kann sich ja wirklich auch ein wenig zusammenreißen. Dann sind Sie schon mitten in der Diskriminierungsspirale. Der ohne Sünde ist, schmeiße den ersten Kuchen. Oder die erste Zigarette. Oder die erste Arbeit.

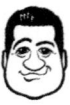 **Denn wer frei von Gusto ist,
der werfe den ersten Kuchen!**

Ronny Tekal

DÜNN UND DICK WERDEN 2.0

Professionelle Gewichtsbeobachter, die unter englischem Namen über viele Jahrzehnte die unangefochtenen Platzhirsche auf dem Gebiet der Diätwächter waren, haben in letzter Zeit an Bedeutung abgenommen. Da sich abnehmwillige Menschen durch Gruppendruck leichter tun, als im stillen Kämmerchen die nötige Disziplin aufrechtzuhalten, sind die Weight Watchers trotzdem ein nicht wegzudenkender Bestandteil der Diätlandschaft. Allerdings haben es die sozialen Medien geschafft, ausreichend Gruppendruck zu erzeugen, dass man gar nicht mehr außer Haus gehen muss, um sich vor anderen zu schämen.

Instagram statt Kilogramm

Auch für Schulungen oder ein Diätprogramm muss man nicht mehr die eigenen vier Wände verlassen, ja nicht einmal die eigenen vier Sofas. Gratis liefern vorwiegend Menschen wie du und ich Tipps zum Abspecken frei Haus und wirken noch dazu weitaus authentischer als die Schwergewichte der Branche und die verschiedenen Institute für Waagschalenakrobatik.

Jutta aus Ingolstadt macht eine Diät, man kann ihr folgen und sie liken, ohne einen Cent dafür ausgeben zu müssen. Nicht ganz uneigennützig macht Jutta in ihren Videos ein wenig Product-Placement oder verweist auf Bezahlangebote, aber das ist Jutta gar nicht so wichtig. Denn Jutta ist Influencerin und damit angesehenes Mitglied der Internet-Gemeinde. Die Influencer (für die ältere Generation: Beeinflusser) haben heute größere Wirkung auf die Jugend als eine Horde empathischer Pädagogen. Zunehmend findet sich auch die Elterngeneration in der Gefolgschaft der Influencer und konsumiert deren Youtube-Clips.

Eine Studie der Universität Glasgow hat allerdings kürzlich gezeigt, dass nur einer von zehn Influencern akkurate Tipps gibt. Zu unser

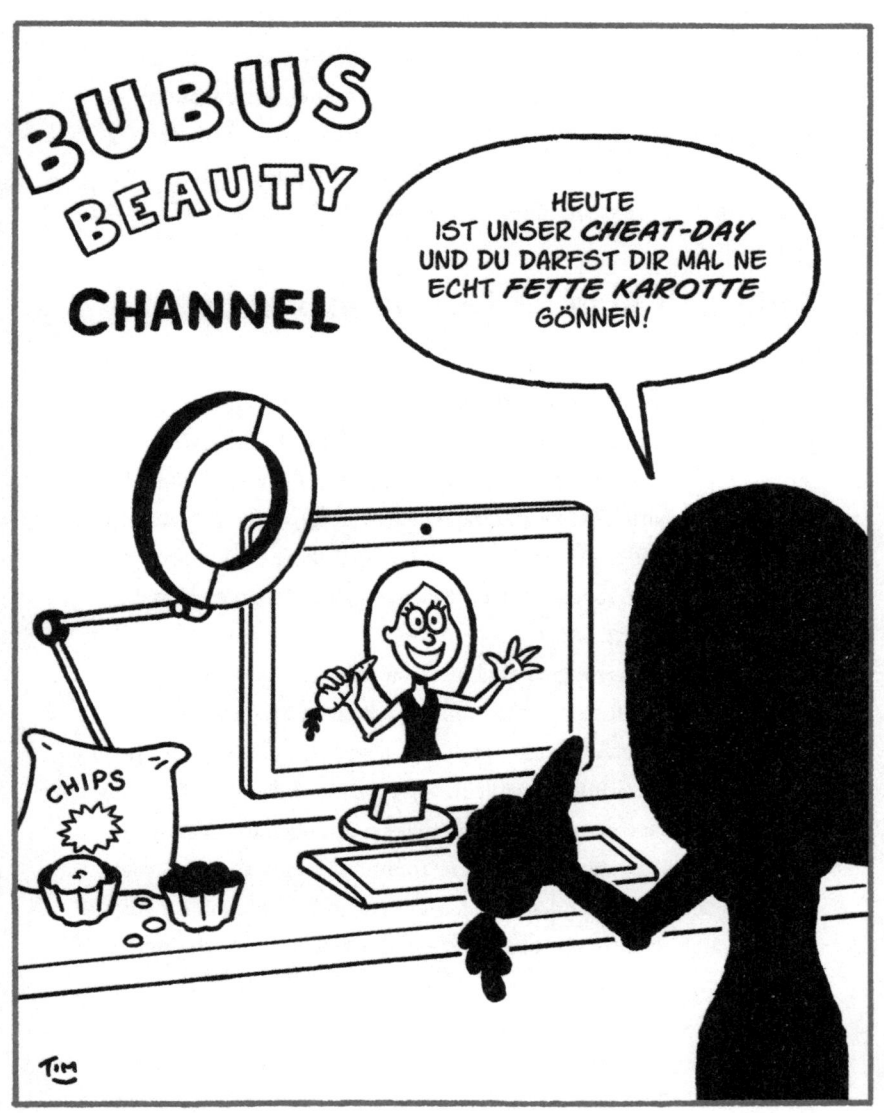

aller Überraschung entsprechen die populärsten Gewichtskontroll-Blogs nicht den Anforderungen der wissenschaftlichen Ernährungsmedizin. So kann es durchaus passieren, dass einer rein veganen Instagram-Ikone ihre beliebte NoCarbNoFatNoProtein-Diät doch nicht ganz so gut bekommt und sie geheim auf Pommes mit Mayonnaise umsteigt, während ihre Follower weiterhin Hunger leiden.

Sein und Schein: Fakebook und Co.

Wenn man eine Diät versemmelt – und hier ist explizit nicht die klassische F.-X.-Mayr-Kur gemeint, die auf Brötchen basiert –, so hat man oft das Gefühl der Unzulänglichkeit. Der Willensschwäche, die zum Abbruch einer Diät geführt hat, folgt die Selbstgeißelung auf dem Fuß. Schließlich schaffen es alle anderen ja auch, sich zu mäßigen. Zumindest jene Menschen auf den Fotos der Magazine, die in völliger Entspanntheit auf der Yogamatte milde lächelnd, weil frisch erschlankt, am Basentee schlürfen.

Man darf allerdings nicht alles glauben, was die Zeitschriften so zeigen. Kein Art-Direktor schickt mal rasch einen Fotografen ins nächstbeste Kurhotel, um ein paar Gäste abzulichten. Weder Tee noch Yogamatte auf dem Bild waren je in Gebrauch und die junge Frau auf dem Foto wurde von einer Agentur angeheuert, nach den Vorgaben: schlank, sportlich, vom Typ weniger Topmodel, sondern mehr Nachbarin. Sogar den lächelnden Yogalehrer im Hintergrund hat die Agentur vermittelt. Echt ist da selten was. Dennoch schüren solche Bilder ein tiefsitzendes Empfinden, sein Leben nicht auf die Reihe zu kriegen. Manchem Leser mag beim Blättern in Wellness-Zeitschriften irgendwie dämmern, dass die Bankkauffrau Rita aus Köln, 42, die gerade erfolgreich 10 Kilo entschlackt hat, weder Bankkaufrau ist noch weniger wiegt als zuvor, und auch nicht 42, sondern 30 ist und statt Rita Sven heißt.

Schwieriger ist es jedoch, diese Täuschung im eigenen Umfeld zu erkennen. Bei den eigenen besten Freunden. Zumindest im näheren Bekanntenkreis der tausend Facebook-Freunde. Schließlich wird auch dort geschönt, gemogelt und gefiltert, als gäbe es kein Morgen. Man mag sich ja nicht mit Fotomodels in Magazinen vergleichen, aber mit Menschen, die einem vermeintlich ebenbürtig scheinen, sehr wohl. Und das frustriert. Eine Studie der Technischen Universität Darmstadt und der Humboldt-Universität Berlin hat sich das Social-Media-Verhalten etwas näher angesehen: Mehr als ein Drittel der befragten Facebook-User fühlt sich nach dem Surfen schlecht, einsam, müde oder traurig. Kein Wunder bei dem, was einem da zum direkten Vergleich aufgetischt wird. Die meisten, so zeigt sich, stellen ihr Leben in den sozialen Netzwerken besser dar, auch um mehr Bestätigung in Form von Likes zu bekommen. Die Kommentare sind ebenfalls geschönt. Dadurch komme es – so die Studienautoren – zu einer »Neidspirale«, die zusehends unglücklich macht (siehe Kapitel »Vergleichen macht unglücklich«).

Wenn Herr Huber von Familie Huber postet »Machen alle gerade Spinat-Detox-Zero-Kalories!«, mit einem Fotofilter, der die vom nächtlichen Erbrechen bleichen Gesichter etwas rosiger aussehen lässt, mag man neidisch darauf sein. Oder es einfach als unterhaltsames Posting nehmen in der Vorstellung, mit welch drakonischen Mitteln Herr Huber seine Sippe in Geiselhaft genommen hat, damit alle auf dem Foto zu sehen sind. Im Bekanntenkreis wird da genauso geschönt wie im Magazin. Vorher-Nachher-Bilder müssen in einer klar definierten Reihenfolge vom starken Übergewicht zum sanften Mittelgewicht gepostet werden, zur Not wird dafür ein älteres Foto als aktuell verkauft. Schließlich sorgt jedes darauffolgende Like für einen kleinen Dopamin-Kick im Gehirn. Und wer will sich das schon entgehen lassen?

Reality-Check

Dennoch sind Menschen auch bereit, über Pleiten, Pech und Pannen zu sprechen, wenn sie dafür ein Forum bekommen, wie eine von uns selbst durchgeführte rezente Studie auf Facebook zeigt: Wir wollten die Realität hinter den unzähligen Diätversuchen beleuchten und haben erstaunliche Antworten bekommen, die wir Ihnen nicht vorenthalten wollen.

Übrigens waren die Antworten von Frauen und Männern signifikant anderslautend, sodass wir uns erlauben, die beiden Geschlechter getrennt voneinander zu betrachten.

Die angegebenen Zahlen sind nicht wissenschaftlich bereinigt und entspringen dem Grundempfinden der postenden Diätopfer. Nun können Sie sich vergleichen!

Die dämlichsten Diätverfehlungen unserer Leserinnen

»*Eine Nulldiät nach Breuss (Säfte und Tees) – Habe in 4 Wochen 24 kg abgenommen und nach einer klaren Hühnersuppe 3 kg zugenommen und das ging so weiter, bis 26 kg drauf waren ...*«

»*Shakes habe ich im guten Glauben gekauft, einmal geschüttelt, mich abgebeutelt und durch das entstandene Loch im Börsl Essen eingespart und trotzdem abgenommen.*«

»*2 Tage nur Bananen, 2 Tage lang hart gekochte Eier, 2 Tage lang Frankfurter ... hab seitdem nie wieder Würstel gegessen.*«

»*Kenn ich!!! Das muss Ende der 70er-, Mitte der 80er-Jahre gewesen sein – ist glaub ich mal als ORF-Diät gelaufen!*«

»Bin am 2. Tag an den 9 Eiern gescheitert.«

»Das hab ich auch probiert ... Magenschmerzen waren das Ergebnis.«

»Hab ich auch gemacht, Wahnsinn. Nichts abgenommen und Ekel vor Eiern!

Krautsuppen-Diät. Nur Krautsuppe. Am 5. Tag beschlossen, dick zu bleiben, bevor das Zeug aus den Ohren hängt.«

»Ich bin für Radkur ... oder heißt das Radtour? Auf jeden Fall nehme ich da immer ab.«

»Die Atkins Diät. Eis darf man nicht essen, aber dafür jede Menge Schlagobers! Nicht wirklich gesund und gebracht hat's auch nicht viel, hat aber geschmeckt!«

»Blitzdiät in den 1980er Jahren. Versprechen: 4 Kilo in 4 Tagen. Morgens: Schwarzer Kaffee und eine Grapefruit. Mittags: Grüner Salat ohne Dressing und ein Lammkotelett. Abends: Eine gegrillte Tomate und eine halbe Scheibe trockenes Brot. Am dritten Tag haben mein Kreislauf und ich aufgegeben. Ergebnis: Minus 2 Kilo und seither Aversion gegen Lammfleisch.«

»1000-kcal-pro-Tag-Diät: Habe mir damals errechnet, dass ich die 1000 kcal mit drei Magnum Classic-Eis täglich erreiche. Das ging volle 4 Tage gut!«

»Krautsuppendiät. Man ist nicht mehr gesellschaftsfähig!«

»Nulldiät! In Modeschulen spricht sich die Empfehlung von Karl Lagerfeld rum: In der Früh auf nüchternem Magen eiskalte Cola, das irritiert so stark, dass man kein Hungergefühl verspürt, sonst nichts! Monatelang Gastritis, Essstörung, Vitaminmangel, Abführmittel-Missbrauch…«

»Ananas-Diät, da hast du dann nach zwei Tagen eine empfindliche Zunge, wahrscheinlich nimmt man dann im Anschluss doch ab, vorübergehend…«

»Na, wenn die Zunge wund ist und man nichts mehr essen möchte, nimmt man bestimmt ab!«

»Ich habe mal gedacht, wenn ich die Mengen an Schokolade durch die gleiche Menge an Nüssen substituiere, nehm ich ab… hat sich nicht bestätigt.«

»Kohlsuppen-Diät! Furchtbar! Alles (Haut, Wohnung, Kleidung) stinkt nach Kohl und nach Tag zwei schmeckt diese Suppe (dreimal am Tag, was anderes gibt es nicht) einfach nur noch schrecklich. Wenn jemand sagt, die Suppe sei ›sooo lecker‹… ich glaub euch kein Wort!!«

DIÄTWAHNSINN-TIPP
Nehmen Sie sämtliche geposteten Vorschläge der Reihe nach in Ihren Diätplan auf!

Die dämlichsten Diätverfehlungen unserer Leser

Die Männer nehmen das Thema wohl zu sehr auf die leichte Schulter.

»*Das Antidepressivum Citalopram 10 mg, 6 Wochen, 12 kg. – Ist aber nicht wirklich eine freiwillige Diät gewesen …*«

»*Trennkost. Ein Horror. Allerdings zur alternativen Gaserzeugung vielleicht eine Option. Wenn man Menschen verrohren dürfte.*«

»*›Verrohren‹ nominiere ich hiermit zur Wortschöpfung des Jahres!*«

»*Dinner Cancelling – keine Nahrung mehr nach 18 Uhr! Dann kam die Sommerzeit und hat alles über den Haufen geschmissen …*«

»*Meine Frau berichtet mir von der Ahorn-Sirup-Diät. Eine Woche Ahornsirup mit Zitrone. So eine Art Saftfasten. Wegen Heißhungerattacken und Kreislaufproblemen nach wenigen Tagen abgebrochen. Schon lange her, aber leider wahr.*«

»*Die Otto-Waalkes-Diät: Ich esse wenig, dafür oft – und dann viel!*«

»*Na gut, dann der Klassiker: Die Kiwidiät! Alles außer Kiwi. Sorry, der ist so dämlich, der musste raus!*«

»*Die von Alf erfundene Rhabarber-Diät. Und wer jetzt nicht weiß wer Alf ist – dann hat es auch keinen Sinn mehr.*«

»*Alf hat mehrere Mägen. Das kann man nicht vergleichen!!*«

»*Ich mache drei Diäten am Tag! Von einer werde ich nicht satt!*«

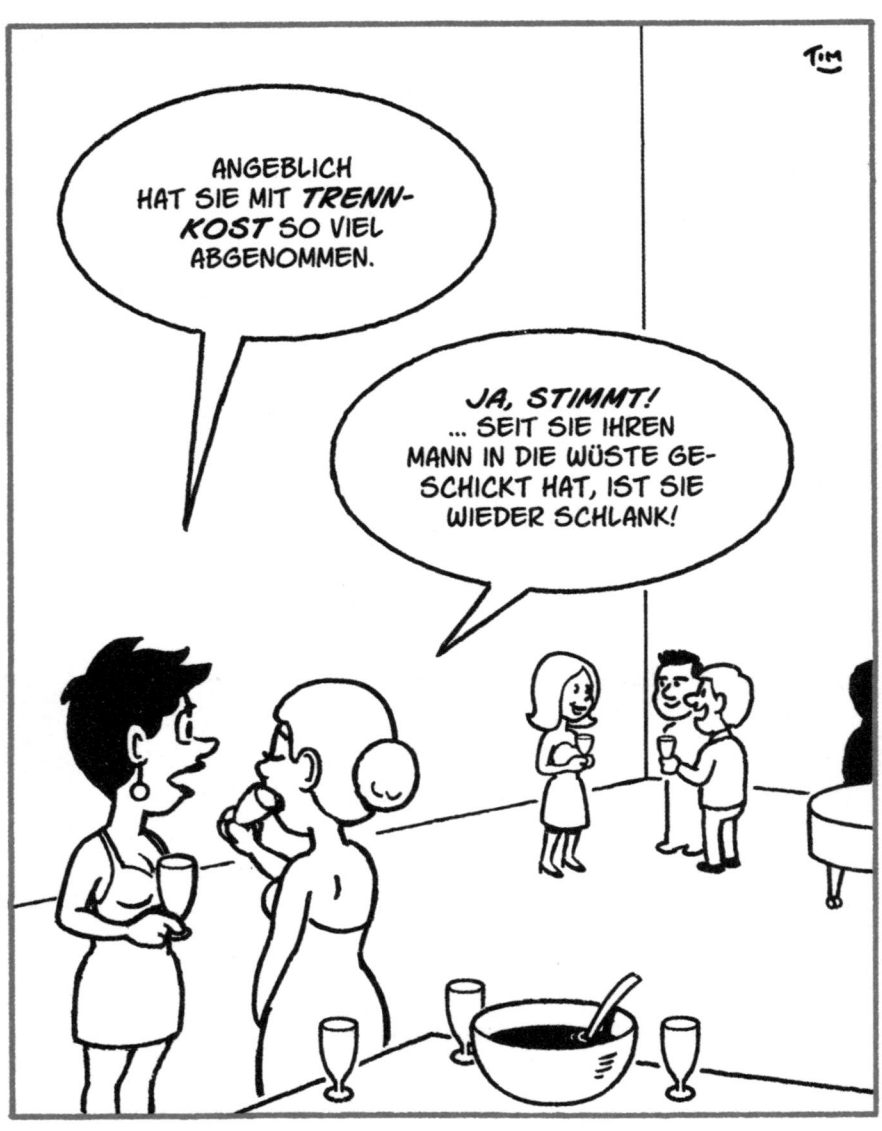

UND SO GEHT'S!

Sie haben in diesem Buch viele Anregungen und Ratschläge bekommen, wie Sie Ihren Weg zum Diätwahnsinn erfolgreich bestreiten können. Zum Abschluss haben wir noch ein paar ultimative Tipps für Sie.

Tipps gegen den Herbstspeck

Das Jammern vor den heimischen Spiegeln beginnt regelmäßig nach den Sommermonaten: Die mühsam und unter Entbehrungen abgerungene Bikinifigur ist durch die Einflüsse der allzu köstlichen südländischen Küche wieder geschwunden und auch das männliche Sixpack hat sich durch den Genuss gerstenhaltiger Sixpacks auf einen Onepack reduziert. Die süßen Überbleibsel aus den Schultüten der Kinder haben dem Sommerbody schließlich den Rest gegeben.

Doch nun können Sie nicht auf eine warme Jahreszeit mit viel Sport und weniger Hunger hoffen. Es folgt die harte Zeit der Versuchungen, die Tage werden kürzer, die Abendstunden länger und gerade dann schmeckt es bekanntlich am besten.

Wie soll die Empfehlung, dass es an der Zeit wäre, wieder mal abzuspecken und »kürzerzutreten«, in der Realität durchgesetzt werden? Alleine die Gedanken an die kommenden Martinsgänse, Schokonikoläuse oder Weihnachtskekse lassen die LDL-Cholesterinwerte in ungeahnte Höhen schnellen und die abdominellen Fettzellen sprießen. Dazu kommt, dass die Titelseiten der Magazine voll von knapp an der Magersucht vorbeistolzierenden Models sind, die genussvoll in eine adventliche Mehlspeise beißen oder zumindest so tun, als ob. Und das ganz ohne fetten Warnhinweis zu Siechtum und Ableben, wie es auf den Zigarettenpackungen zu finden ist.

Wir haben für Sie ein paar kleine Tipps, wie Sie durch diese schwere adventliche Zeit der Versuchung kommen, um spätestens eine Woche vor Weihnachten alle Dämme brechen zu lassen und sämtliche Süßigkeiten vom Baum zu räumen, noch bevor er geschmückt ist.

- Sie können die gefährlichen Abende verkürzen, indem Sie bereits nachmittags schlafen gehen. Denken Sie aber daran, den Kühlschrank mit einem Zeitschloss zu sichern, um ihn nicht zu plündern, wenn Sie um Mitternacht wieder wach werden.
- Statt Schalen mit Weihnachtsgebäck, das von Oktober bis Dezember rund um die Uhr verlockt, können Sie auch saisonales Obst und Gemüse auf den Tisch stellen. Rüben und wurmstichige Äpfel sehen nicht nur hübsch aus, sie bleiben auch übrig. Das hilft beim Abnehmen.
- Und wer gar nicht auf Süßes verzichten will, sollte die Keksdose auf einem hohen Schrank platzieren, wo sie nur mit einem Klimmzug zu erreichen ist. Oder Sie füllen die Christstollen zumindest mit fein geriebenen Cholesterinsenkern.

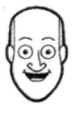

> **Es ist nicht so wichtig, was man zwischen Weihnachten und Silvester zu sich nimmt, sondern zwischen Silvester und Weihnachten.**
>
> *Bernhard Ludwig*

Nur drei Schritte zur Traumfigur

Macht diese Überschrift Sie neugierig? Damit sind Sie nicht alleine. Es ist wohl die älteste Sehnsucht der Menschheit: In wenigen Etappen zum Ziel zu gelangen. Denken wir es doch mal durch: Ein Ratgeber mit dem Titel »In 32 Jahren zur Traumfigur« würde wohl kaum reißenden Absatz finden. Konsumenten verlangen nach raschen Ergebnissen. Und da sich ein Autor mit »In 32 Minuten zur Traumfigur« wohl etwas zu weit aus dem Fenster lehnen würde, wendet er einen Kunstgriff an und ersetzt eine unüberschaubare Zeitspanne durch überschaubare Schrittangaben. Denn »In drei Schritten zur Traumfigur« klingt sogar noch besser als die 32 Minuten und sagt nichts darüber aus, ob die Leser nicht vielleicht 32 Jahrzehnte dafür brauchen.

Wie groß die einzelnen Schritte sein müssen, um die Gesamtdistanz zu stemmen, wird natürlich erst mal nicht verraten. Übrigens gibt es sogar ein ganz einfaches Zwei-Schritte-Programm zur Traumfigur: 1) Aufhören zu essen, 2) Nicht mehr anfangen zu essen.

Tatsächlich lieben es Menschen, Dinge zu vereinfachen. Schließlich sind die meisten Problemstellungen derart komplex, dass man Lösungen gerne auf eine Handvoll Dinge runterbricht. Selbst Politiker schlagen bei anstehenden Herausforderungen gerne ein »Drei-Punkte-Programm« vor, das auch rechenschwache Wähler verstehen.

Auf diese Weise lässt sich selbst eine Blinddarmoperation für einen Anfänger rasch erklären: Aufmachen – rausnehmen – zumachen. Drei Schritte.

Motivationstrainer wissen: Scheint der Weg zum Ziel lang, legen die meisten erst gar nicht los. Wohl wissend, dass jeder dieser Wege mit einem ersten Schritt beginnt. Als Neil Armstrong den Mond betrat, hätte er feixend »Erster, ihr Luschen!« ausrufen können. Die PR-Abteilung der NASA hat ihm jedoch dringend davon abgeraten. So wurde »Ein kleiner Schritt für einen Menschen, aber ein großer Sprung für die Menschheit« ein oft bemühtes Zitat, um die Bedeutung kleiner Schritte hervorzuheben.

Es gibt kaum einen Lebensbereich, der nicht in Etappen zu meistern wäre: »In drei Schritten zum starken Selbstbewusstsein«, »In drei Schritten zur Million«, »In drei Schritten malen wie Vincent van Gogh«. Der Aufwand sollte dabei immer geringer sein als das Ergebnis, also auf einen Nenner gebracht: »In drei Schritten zu vier Schritten«.

Wer eine gewisse buddhistische Gelassenheit an den Tag legt und befindet, dass ohnehin der Weg das Ziel sei, den schrecken auch viele Schritte nicht. Alle anderen, die meinen, dass bei dieser Herangehensweise irgendwann das Ziel weg ist, weil man zu spät ankommt, hoffen auf die Siebenmeilenstiefel in Form einer Wenig-Schritte-Anleitung. Unser inneres Belohnungssystem, das uns mit einem Schuss Dopamin den Moment versüßt, freut sich über jeden erledigten Schritt. Dabei ist es dem System vollkommen egal, ob es sich dabei um den ersten Schritt von der Mondfähre zur Oberfläche oder um den ersten Schritt von der Couch zum Kühlschrank handelt. Hauptsache, man ist stolz auf das Erreichte. Schließlich ist man damit schon einen Schritt weiter in Richtung Traumfigur. Ganz egal, wie viele noch kommen mögen.

Das Zehn-Punkte-Programm

Menschen, die zu Diätwahnsinn neigen, wollen vor allem eins: schnelle Ergebnisse. Das nun folgende Zehn-Punkte-Programm ist daher für Sie maßgeschneidert und soll Ihnen dabei helfen, rasch zum Ziel zu gelangen

1. Wenn, dann machen Sie es extrem!
2. Bemessen Sie den Erfolg einer Maßnahme bereits nach wenigen Stunden.
3. Bemessen Sie den Erfolg ausschließlich am Zeiger der Waage.
4. Setzen Sie Ihren Körper unter Stress.
5. Fokussieren Sie sich auf das Essverhalten.
6. Vergleichen Sie sich laufend mit anderen.
7. Essen Sie zu wenig, aber das pausenlos.
8. Essen Sie nebenbei, einseitig und mit schlechtem Gewissen.
9. Belohnen Sie sich mit Essen.
10. Suchen Sie nach möglichst vielen Punkt-Programmen.

FÜR DIE CRASH-LESER

Für die Crash-Leser führen wir hier alle Diätwahnsinn-Tipps, die wir Ihnen in diesem Buch geben, noch einmal auf.

Zum Idealgewicht

- Knüpfen Sie Ihr Wohlfühlgewicht stets an das aktuell gültige Schönheitsideal.
- Erarbeiten Sie Strategien, sich selbst zu beschummeln. Vergessen Sie dabei aber nicht Ihr schlechtes Gewissen!
- Machen Sie vermehrt Gebrauch von Ihrer Waage und messen Sie im Minutentakt!
- Erstellen Sie eine Bucket-List: »10 Dinge, die ich an meinem Körper ändern möchte, bevor ich sterbe!«

Zum Rauchen

- Wenn Sie noch nicht rauchen, dann probieren Sie es einmal unverbindlich.
- Sollten Sie sich vor dem Rauchen ekeln: Keine Sorge, man braucht es nicht unbedingt zum Dickwerden. Man kann auch gleich mit dem Essen anfangen.

Zum Mikrobiom

- Machen Sie sich selbst zum guten Futterverwerter, indem Sie Ihr Mikrobiom ordentlich anfüttern.

Zur Erziehung

- Überwachen Sie Ihre Kinder und seien Sie persönlich gekränkt, wenn sie sich an Süßigkeiten zu schaffen machen. Denn wir wissen: Was geheim und mit einer gehörigen Portion schlechtem Gewissen vertilgt wird, setzt besonders rasch an.

Zu guten Vorsätzen

- Starten Sie mit ausreichend unrealistischen Vorsätze ins neue Jahr und geißeln Sie sich ausgiebig beim zu erwartenden Scheitern.

Zum Selbstwertgefühl

- Erwarten Sie von Ihren Mitmenschen durch die Bank, verachtet zu werden. Sie werden überrascht sein, wie sehr Sie sich bestätigt fühlen.

Zum Schweinehund

- Wenn das Leben Sie wieder mal so richtig gebeutelt hat, ist es der beste Zeitpunkt, sich dem inneren Schweinehund zu stellen.

Zum Essverhalten

- Sehen Sie Essen als schönste Nebenbeschäftigung der Welt an und essen Sie nebenbei!
- Verknüpfen Sie jede Tätigkeit mit etwas Essbarem. So kommen Sie satt durch Leben.
- Suchen Sie sich eine Diät aus und befolgen Sie sklavisch all ihre Regeln. So bekommen Sie mit Sicherheit schlechte Laune, brechen die Diät ab und das Jo-Jo schnurrt.
- Essen Sie, auch wenn Sie keinen Hunger haben, damit Sie nachher keinen Hunger bekommen, wenn Sie nicht essen sollten. Verwirrend genug?
- Bleiben Sie bei der Weisheit: Salzige Speisen sind salzig, süße Speisen sind süß. Ignorieren Sie die Tatsache, dass der fertige Krautsalat mitunter mehr Zucker enthält als eine Cremeschnitte.
- Ersetzen Sie nicht nur zuckerhaltige Getränke durch die Light-Variante, sondern auch Fruchtsäfte, Mineral-, Quell- und Badewasser.

Zum Konsumverhalten

- Greifen Sie beim Einkauf zu Low-Fat-Produkten und ignorieren Sie, dass das fehlende Fett durch Zucker aufgefüllt wird.
- Kaufen Sie gezielt Lebensmittel, die gerade auf der Südhalbkugel saisonal und dort auch regional sind. Damit können Sie übers ganze Jahr immer dieselben Speisen zu sich nehmen, die nicht nur für die lange Reise konserviert wurden, sondern auch eine überaus einseitige Kost ermöglichen.
- Greifen Sie, auch wenn Sie keine Unverträglichkeit oder Allergie haben, zu designten Lebensmitteln mit dem Zusatz »frei von«, »light« oder »garantiert mit«.

Zum Fasten

- Überlassen Sie das Fasten asketischen Mönchen, veganen Fundamentalisten und Feinden.

Zu den Hormonen

- Halten Sie den Leptin-Ball möglichst flach. So kommt das Gefühl der Sättigung nie so richtig auf.
- Bestellen Sie im Fast-Food-Restaurant rasch einen zweiten Burger, solange Sie noch hungrig sind. Es könnte nämlich sein, dass Sie 10 Minuten später gar keinen Appetit mehr darauf haben.
- Behalten Sie Nahrung stets in Ihrem Blickfeld, statt sie wegzuräumen. Hübsch angerichtete Speisen sorgen für den nötigen Appetit. Selbst wenn Sie keinen Hunger haben. Und warten Sie mit dem Einkauf bis zu dem Moment, wo der Magen so richtig knurrt!
- Halten Sie Ihren Insulinspiegel auf Trab und füttern Sie Ihren Körper stündlich wie ein Tamagotchi.

Zu Bewegungsprogrammen

- Als Bewegungsprogramm bezeichnet man einen breiten Bereich, in dem man seinen Körper mobil und kräftig hält. Dies vermeiden Sie bitte!
- Melden Sie sich bei »The Biggest Loser« an.

Zu Medikamenten

- Essen Sie normal weiter, besorgen Sie sich aber (legal oder illegal) ein paar Pillen, um das Gewichts-Jo-Jo nach dem Absetzen wieder so richtig nach oben schnalzen zu lassen.

Zu Operationen

- Melden Sie sich bereits bei einem halben Kilogramm Übergewicht in der Klinik Ihrer Wahl zu einem umfassenden Operations-Paket mit Magenverkleinerung, Fettabsaugen und Pediküre an.

Zu Empfehlungen

- Denken Sie an die buddhistischen Mönche: Meditieren macht dick!

Zum Bodyshaming

- Verinnerlichen Sie die despektierlichen Aussagen über Ihr Gewicht und vergessen Sie nie: Solange Sie dick sind, können Sie nicht glücklich sein.

Zu den Diäterfahrungen auf Facebook

- Nehmen Sie sämtliche geposteten Vorschläge der Reihe nach in Ihren Diätplan auf!

ZUM SCHLUSS

Bleibt noch eine letzte Frage an Elisabeth Jäger, Obfrau der Adipositas Selbsthilfegruppen in Österreich, die über die Jahre 180 Kilogramm ab- und 210 Kilogramm wieder zugenommen hat.

Wie hat das alles begonnen?

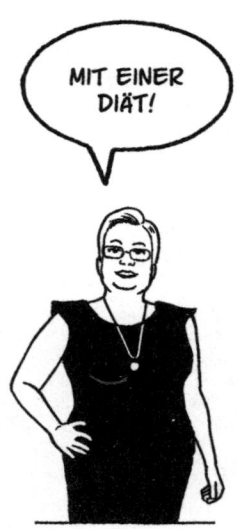

Dank

Danke an Annette Gillich-Beltz für das umsichtige Lektorat und den lesbaren Text, das engagierte Team von Gräfe und Unzer, Margit Pulz fürs Drüberschauen, die umtriebige Barbara Brunner für die Verbreitung des Werkes in die breite Masse, Elisabeth Jäger für ihre Erfahrung als lebendiges Jo-Jo und die diäterfahrene Facebook-Gemeinde für die wertvollen Inputs, wie man möglichst rasch in den Zustand des Diätwahnsinns gelangt.

Bücher und Links

Bücher der Autoren

Ludwig, Prof. Dr. Bernhard / Tekal, Ronny: *Das Wundermüsli*, Gräfe und Unzer

Ludwig, Prof. Dr. Bernhard: *Die »Morgen darf ich essen, was ich will«-Diät.* Gräfe und Unzer

Tekal, Ronny: *NebenWirkungen. Über Halbgötter mit heruntergezogener Hose und andere Gesundheitsrisiken.* Springer

Tekal, Ronny: *Durch dick und dünn. Wie Hormone unseren Körper und unser Leben steuern.* Dumont

Bücher aus dem GRÄFE UND UNZER VERLAG

Wimmer, Dr. med. Johannes: *Meine Hormone – Bin ich ferngesteuert?*

Bracht, Dr. Petra: *Intervallfasten*

Borovnyak, Dr. Ulrike / Pesina, Dr. med. Eduard: *Fasten*

Stanitzok, Nico: *Last-Minute-Diät*

Lange, Elisabeth: *Paleo-Diät für Einsteiger*

Weitere lesenswerte Bücher

Kast, Bas: *Der Ernährungskompass. Das Fazit aller wissenschaftlichen Studien zum Thema Ernährung.* C. Bertelsmann Verlag

Thaler, Richard H. / Sunstein, Cass R.: *Nudge. Wie man kluge Entscheidungen anstößt.* Ullstein

Die Autoren im Internet

www.youtube.com/user/10in2
www.ronnytekal.com
www.seminarkabarett.com
www.medizinkabarett.at
www.facebook.com/petertekal

Interessante und nützliche Links

https://adipositas-gesellschaft.de (Dt. Adipositas-Gesellschaft)

http://www.adipositas-shg.at (Adipositas-Selbsthilfe)

www.dge.de/ernaehrungspraxis/diaeten-fasten (Deutsche Gesellschaft für Ernährung)

www.diaetologen.at (Diätologen Österreich)

svde-asdd.ch (Schweizerischer Verband der Ernährungsberater/innen)

www.10in2.at (Erwin Haas, 10in2)

www.nationaleatingdisorders.org (No-Diet-Day, NEDA)

Register

Impressum

© 2021 GRÄFE UND UNZER
VERLAG GmbH, München

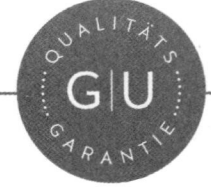

Projektleitung: Stella Schossow

Lektorat: Annette Gillich-Beltz

Layout: independent Medien-Design, Horst Moser, München

Herstellung: Petra Roth

Satz: Uhl + Massopust, Aalen

Reproduktion: Repro Ludwig, Zell am See

Druck und Bindung: dimograf

ISBN 978-3-8338-7738-4

1. Auflage 2021

Umschlagdesign und Illustrationen:
Tim Jost, Comicfactory.at

Syndication
www.sesaons.agency

Die Geschichte auf Seite 67 stammt aus: Paul Watzlawick, Anleitung zum Unglücklichsein, © 1983 Piper Verlag GmbH, München

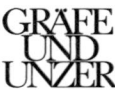

Ein Unternehmen der
GANSKE VERLAGSGRUPPE

LIEBE LESERINNEN UND LESER,

wir wollen Ihnen mit diesem Buch Informationen und Anregungen geben, um Ihnen das Leben zu erleichtern oder Sie zu inspirieren, Neues auszuprobieren. Wir achten bei der Erstellung unserer Bücher auf Aktualität und stellen höchste Ansprüche an Inhalt und Gestaltung. Alle Anleitungen und Rezepte werden von unseren Autoren, jeweils Experten auf ihren Gebieten, gewissenhaft erstellt und von unseren Redakteuren/innen mit größter Sorgfalt ausgewählt und geprüft.

Haben wir Ihre Erwartungen erfüllt? Sind Sie mit diesem Buch und seinen Inhalten zufrieden? Wir freuen uns auf Ihre Rückmeldung. Und wir freuen uns, wenn Sie diesen Titel weiterempfehlen, in ihrem Freundeskreis oder bei Ihrem online-Kauf.

Sollten wir Ihre Erwartungen so gar nicht erfüllt haben, tauschen wir Ihnen Ihr Buch jederzeit gegen ein gleichwertiges zum gleichen oder ähnlichen Thema um.

KONTAKT ZUM LESERSERVICE
GRÄFE UND UNZER VERLAG
Grillparzerstraße 12
81675 München
www.gu.de

Wichtiger Hinweis

 www.facebook.com/gu.verlag